Barbara Kündig

YOGA ASANAS

für mehr Leichtigkeit und Lebensfreude

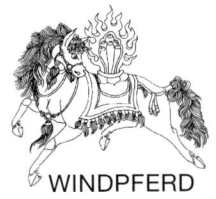

WINDPFERD

1. Auflage 2015

© 2015 Windpferd Verlagsgesellschaft mbH, Oberstdorf

Alle Rechte vorbehalten

Umschlaggestaltung: Markus Kuhn | KplusH, Agentur für Kommunikation und Design, CH-Amden, unter Verwendung eines Fotos von Tina Steinauer

Fotos im Innenteil: Tina Steinauer

Lektorat: Lucia Rojas | www.derschönstesatz.de

Layout: Marx Grafik & ArtWork

Gesetzt aus der Calibri · Druck: PHOENIX PRINT GmbH

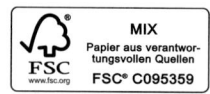

Printed in Germany

ISBN 978-3-86410-108-3

www.windpferd.de

Inhalt

Liebe Leserin, lieber Leser ...

Ich freue mich, Ihnen mit diesem Buch eine einfache Anleitung für mehr Zufriedenheit und Lebensfreude zu präsentieren. Seit ich vor einigen Jahren mein erstes Buch zu Yoga Nidra, der Perle der Tiefenentspannung, geschrieben habe, erhalte ich immer wieder dankbare Rückmeldungen von Praktizierenden, die durch Yoga Nidra mehr Ruhe und Gelassenheit in Ihrem Leben wahrnehmen, gesünder und zufriedener sind. Natürlich ist es darüber hinaus auch der Wunsch von vielen Menschen, ihren Körper zu stärken und flexibel werden zu lassen, um ihn so kraftvoll und vital zu erhalten. Doch wie sollte man am besten Körperübungen praktizieren? Welcher Yogastil würde sich eignen? Oder: Wie kann ich den Nutzen des Übens vergrößern? Das sind Fragen, die ich immer wieder höre. Gerne schlage ich Ihnen in diesem Buch eine Vorgehensweise vor, die sowohl auf den Körper als auch auf den Geist und die Seele positive, sofort spürbare und nachhaltige Auswirkungen hat. Die beschriebenen Botschaften, sowie die Affirmationen und Meditationen geben Ihrer persönlichen Yogapraxis viel mehr Tiefgang. Die Körperübungen – auch Asanas genannt – werden zu einer körperlichen Meditation und gehen so weit über die reinen Bewegungen hinaus. Die zusätzlichen Hinweise für den Alltag ermöglichen es, die eigene Yogapraxis und die Erkenntnisse daraus in den Alltag hineinzutragen.

Dieses Buch ist eine herzliche Einladung, in die Botschaften der Yoga-Asanas einzutauchen. Wenn wir diese erkennen, uns mit ihrer Symbolik verbinden und diese verinnerlichen, werden uns diese Botschaften in Fleisch und Blut übergehen und uns auf allen Ebenen positiv beeinflussen. Ein konkretes Beispiel: Stellen Sie sich vor, die Ausstrahlung eines Berges (die Yoga-Asana Tadasana), seine Standhaftigkeit und Festigkeit wären Ihnen eigen. In jeder Lebenslage würden Sie diese Eigenschaft spüren und entsprechend handeln, sprechen und fühlen.

Wählen Sie daher von den Asanas oder Übungsfolgen diejenigen aus, die Sie momentan von der Botschaft her am meisten ansprechen. Sie brauchen weder Vorkenntnisse noch irgendwelche körperlichen Voraussetzungen. Wenn Sie jedoch bereits Yoga praktizieren, können Sie über die Inhalte der Botschaften Ihre Yogapraxis intensivieren und vertiefen.

Tauchen Sie also ein in die vorgestellte Übungsweise und Sie werden erkennen, dass die Entspannung und die Tiefe, die Sie durch die Übungen erleben, nicht nur auf der Matte oder im Yogakurs stattfinden. Dieses Wohlgefühl und die Leichtigkeit können Sie jederzeit auch in Ihrem Alltag erleben.

In diesem Sinne wünsche ich Ihnen spannende Erkenntnisse und ein umfassendes Eintauchen in die äußerst alltagstauglichen Botschaften der Yoga-Asanas für Zufriedenheit und Lebensfreude.

Ihre

Barbara Kündig

Für wen ist dieses Buch?

Kennen Sie das wunderbar leichte Gefühl, das sie überkommt, wenn Sie an Ihrer Feriendestination angekommen und ganz beflügelt sind von der Idee, jetzt zwei Wochen hier verweilen zu dürfen? Oder ist Ihnen die angenehme Schwere bekannt, wenn Sie abends ins Bett sinken und wissen, dass am Morgen der Wecker nicht läuten wird? Oder praktizieren Sie bereits Yoga und kennen dieses natürliche Sichauflösen von Herausforderungen und lieben Sie die entspannte Stille, die Sie am Ende einer Yogastunde in Körper und Geist wahrnehmen?

Es ist möglich, solche Erfahrungen öfters in Ihrem Alltag zu machen, unabhängig von besonderen äußeren Umständen. Der Wunsch, Gelassenheit vermehrt in Ihr Leben zu integrieren und so zu mehr Zufriedenheit und Lebensfreude zu kommen, lässt sich erfüllen.

- Wenn Sie nach einem praxisnahen Einstieg ins Yoga suchen, der keine speziellen körperlichen Voraussetzungen von Ihnen verlangt, lädt dieses Buch Sie ein, einfach mal ganz unkompliziert zu Hause Yoga auszuprobieren.
- Wenn Sie schon länger Yoga praktizieren, können Sie mit den vorgestellten Übungen, den Meditationen, den Affirmationen und den zusätzlichen Hinweisen für den Alltag Ihre Praxis intensivieren und Ihr Verständnis für die Botschaften der Asanas vergrößern.
- Falls Sie Yoga unterrichten, finden Sie wertvolle Erklärungen, die Sie und sicherlich auch Ihre Teilnehmenden interessieren und die Ihren Unterricht bereichern werden.

Was dieses Buch Ihnen bietet

Dieses Buch bietet Ihnen einen direkten, übersichtlichen und praxisnahen Einstieg in die Yoga-Asanas für Zufriedenheit und Lebensfreude sowie in deren Botschaften.

WARUM YOGA?

In diesem Kapitel wird erläutert, warum es für jedermann, ungeachtet von körperlicher Kondition, Alter, Beruf, Nationalität und Glaubensrichtung Sinn macht, bestimmte Yoga-Körperübungen zu praktizieren. Gerade Sie – liebe Leserin, lieber Leser – lädt dieses Buch auch herzlich dazu ein!

WANN, WO UND WIE ÜBEN?

Hier wird aufgezeigt, wie es Ihnen leicht fällt, Yoga-Asanas in Ihren Alltag zu integrieren. Freuen Sie sich auf unbeschwerte kürzere oder längere Yoga-Übungsfolgen oder eben auch nur auf die kleine Übung im Bus oder im Büro, die Ihrem Alltag eine positive Ausrichtung gibt.

AFFIRMATIONEN

Beim Thema Affirmationen werden Bedeutung und Einsatz dieser kurzen positiven Aussagen beleuchtet. Sie erkennen, wie Sie mit Hilfe passender Gedanken die Wirkungen der Übungen verstärken können. Zudem helfen die Affirmationen, Körper und Geist zu jeder Zeit auf ein gewünschtes Ziel auszurichten.

MEDITATION

Im Kapitel Meditation erfahren Sie, wie Sie diese zu einem festen Bestandteil Ihres Alltags machen können, sogar ohne sich täglich für längere Zeit still hinzusetzen. Sie werden erfahren, wie Sie bei alltäglichen Verrichtungen Ihren Geist so zur Ruhe bringen, dass Ihnen Ihre Tätigkeiten leichter von der Hand gehen.

Zudem wird erläutert, wie Sie Ihre Yogapraxis meditativer gestalten können, um auf diese Weise mehr Tiefe zu erreichen.

ASANAS – KÖRPERÜBUNGEN

In diesem Teil werden Sie in die Körperübungen eingeführt.

ASANA-NAMEN

In unterschiedlichen Schriften und bei unterschiedlichen Yogameistern und -schulen werden die Körperübungen unterschiedlich benannt. Zudem sind mit einem Begriff manchmal unterschiedliche Übungen gemeint. So wird beispielsweise die Stellung des Kindes sowohl Garbhasana (garbha = Embryo) als auch Balasana (bala = Kind) genannt. Oder es gibt unterschiedliche Heldinnenstellungen und diese werden ab und an auch als Kriegerstellungen bezeichnet. Lassen Sie sich davon nicht verwirren, sondern tauchen Sie mit Ihrer persönlichen Übungspraxis einfach in die Botschaft der jeweiligen Stellung ein.

Jede Asana wird folgendermaßen erklärt:

Praxis

Jede Übung wird auf kurze, verständliche Art beschrieben, sodass Sie diese mühelos nachvollziehen und umsetzen können. Alle Übungen sind rückenschonend in der Ausführung und können von jedermann praktiziert werden.

Zudem wird Ihnen erklärt, wie Sie durch geeignete Atmung die Wirkungen intensivieren und wie lange Sie die Übung sinnvollerweise praktizieren. Ergänzend wird erläutert, wie Sie wieder aus der Stellung herauskommen und welche kleine Bewegung Sie anschließend machen können, um Ihren Rücken wieder in ein Gleichgewicht zu bringen. Sie erfahren auch, in welcher Stellung Sie nach der Übung am besten nachspüren.

Zu den Stellungen werden jeweils Varianten präsentiert, um Abwechslung während des Übens zu ermöglichen und dem Körper immer wieder mal einen anderen Impuls zu geben.

Botschaft

Bei jeder Körperübung wird deren Botschaft beleuchtet. Sie erfahren, welche ursprüngliche Kraft die jeweilige Yoga-Asana ausstrahlt und was wir von ihrer Aussage für unsere Leben lernen können. Anstatt langer theoretischer Ausführungen wird der Kern der Botschaft praxisnah und einfach umsetzbar wiedergegeben.

Zu jeder Asana finden Sie zudem einen interessanten Kurzkommentar von Gertrud Hirschi, einer der erfahrensten und renommiertesten Yogalehrerinnen und -autorinnen unserer Zeit. Sie teilt ihr umfassendes Wissen in der ihr eigenen erfrischenden und herzlichen Art mit. Für ihr Mitwirken danke ich ihr herzlich.

ZUR KRAFT DER NAMEN ...

Die Botschaft und Symbolik der Asanas ist ein Thema, das mich schon seit Jahrzehnten fasziniert. Mit Freuden habe ich also meine kleinen Beiträge zu den einzelnen Körperhaltungen verfasst und hoffe, dass diese zum Weiterdenken anregen.

Im Osten wie im Westen ist seit Urzeiten die Kraft der Namen bekannt und sie flößte schon immer Respekt ein. Dies gilt auch für die Namen, welche den verschiedenen Yogastellungen gegeben wurden. Ein Name, eine Bezeichnung, weckt die innere Vorstellung und jede Vorstellung beeinflusst sämtliche Funktionssysteme des Körpers. Namen und Begriffe, die gedacht oder ausgesprochen werden, können schlagartig die Atmosphäre verändern und uns im Tiefsten berühren.

Jede Medaille hat zwei Seiten und so hat auch ein jeder Begriff eine positive und eine negative Seite und wie bei allem: Je stärker die positive Kraft ist, umso mehr zeigt sich auch die vermeintlich negative. Denken wir nur an die Schlange; wir verehren sie im Yoga und wünschen uns ihre Klugheit und Aufrichtekraft, gleichzeitig jagen Schlangen den meisten Furcht und Schrecken ein. In den folgenden Beschreibungen wird hauptsächlich auf das Positive eingegangen und dies absichtlich, denn dem Leser soll die aufbauende Kraft der Stellung bewusst werden. Und je mehr Licht erzeugt wird, umso weniger Schatten ist vorhanden. So erscheint mir beispielsweise die Schlange, das faszinierende Tier aus der Urzeit, schon seit langem alles andere als furchterregend und hat einen ganz besonderen Platz im Grunde meines Herzen eingenommen.

So möchte ich auch Sie, liebe Leserin, lieber Leser, ermuntern, sich selbst immer wieder von neuem in die Begriffe und in die Symbolik zu vertiefen, sie aufs Neue zu ergründen und zu erleben, um von den Kräften zu profitieren – ja, sich selbst von deren Energie erfüllen zu lassen.

Ihre *Gertrud Hirschi*

Affirmationen

Zu jeder Körperübung schlage ich Ihnen drei konkrete Affirmationen – bestärkende Aussagen – vor, welche die Wirkungen der jeweiligen Asana verstärken und Sie dabei unterstützen, dass die Botschaft und die damit verbundene Kraft Ihnen in Fleisch und Blut übergehen.

Meditation

Zu jeder Übung wird eine passende Meditation vorgestellt. Sie können die Botschaft der Körperübungen verinnerlichen, indem Sie sich während der Übung – oder auch unabhängig von der Asana – in die Meditation vertiefen. So werden Sie die Kraft dieser Übung noch einfacher und nachhaltiger auf körperlicher, geistiger und emotionaler Ebene integrieren.

Hinweise für den Alltag

Gerne gebe ich Ihnen anschauliche, praktische Hinweise für den Alltag, mit Hilfe derer sich die Botschaften der Yoga-Asanas noch mehr in Ihrem Alltag verfestigen. Versuchen Sie, sich diese zu Herzen zu nehmen und ganz bewusst in verschiedensten Situationen anzuwenden, sich darin zu vertiefen und zu ergründen, was diese ganz konkret für Ihren eigenen Alltag bedeuten. Sehen Sie diese Umsetzung als Teil Ihrer Yogapraxis. Je mehr Sie dies tun, desto mehr Zufriedenheit und Lebensfreude werden Sie in Ihrem Leben erfahren.

ÜBUNGSFOLGEN

Am Ende des Buches werden die einzelnen Übungen zu verschiedenen wirkungsvollen Übungsfolgen zusammengefasst, aus denen Sie je nach Ihren Bedürfnissen auswählen dürfen. Je nachdem, ob Sie auf mehr körperliche Kraft hinarbeiten, Ihren Rücken stärken, Energie tanken oder einfach entspannen möchten, wählen Sie die entsprechende Übungsfolge. Oder Ihnen steht nur wenig Zeit zur Verfügung? Dann wählen Sie aus den Minifolgen aus. Möchten Sie länger üben? Dann dürfen Sie gerne die ganzheitliche längere Übungsfolge genießen. So oder so werden Sie die Wirkungen in Ihrem Alltag alsbald spüren.

■ Lesen Sie Bücher gerne vom ersten bis zum letzten Kapitel durch, so werden Sie die Einführung schätzen, sich dann mit den einzelnen Übungen auseinandersetzen, um anschließend mit dem Üben zu beginnen.

- Mögen Sie vor allem Bilder, dann dürfen Sie sich gerne durch die Bilder der einzelnen Körperübungen inspirieren lassen.

- Beginnen Sie Bücher mit Vorliebe hinten, dann lade ich Sie ein, sich eine Übungs-folge herauszusuchen, die Sie anspricht, um damit Ihren Einstieg zu finden in die faszinierende Welt der Yoga-Asanas für Zufriedenheit und Lebensfreude.

Warum Yoga?

Yoga in seinen verschiedensten Ausprägungen und Formen ist in den letzten Jahr-zehnten zu einer riesigen Modeströmung in vielen Ländern der Welt geworden. Dabei wird das Schwergewicht tendenziell mehr oder weniger auf Körperübungen gelegt. Manche Yogarichtungen betonen neben diesen Asanas vor allem die Atem-übungen, andere eher die Meditation, andere das Singen von Mantren. Gewisse stark körperbetonte Stile sind beweglichen oder relativ sportlichen Menschen vor-enthalten, andere sprechen eher ruhigere Typen an.

Allen Yogastilen gemeinsam ist, dass sich bei Übenden, die über einen bestimm-ten Zeitraum praktizieren, Effekte wie eine gewisse innere Ruhe und Fokussiertheit während ihrer Yogapraxis einstellt. Bei einigen dauern diese positiven Effekte sogar über ihre Zeit in der Yogastunde hinaus. Je mehr wir uns mit den Botschaften der Yoga-Asanas befassen, diese nicht nur im Kopf, sondern auch im Herzen und mit un-serem gesamten Körper verstehen, desto mehr werden die positiven Effekte unserer Yogapraxis weit über die Matte heraus spürbar.

Wann, wo und wie üben?

Wenn es Ihr Wunsch ist, die Wirkungen des Yoga auch in Ihrem Alltag zu spüren, dann beginnen Sie mit all den vorgeschlagenen Übungen und Techniken mitten in Ihrem Alltag – sei er auch noch so turbulent. Sie brauchen also nicht zu warten, bis Ihnen 90 Minuten plus Anreisezeit für den Besuch einer Yogastunde zur Verfügung stehen oder Sie endlich einen freien Nachmittag zum Lesen des gesamten Buches haben.

Wählen Sie diejenige Körperübung – Asana – oder Übungsfolge aus, die Sie am meisten anspricht, und beginnen Sie sogleich.

WANN ÜBEN?

Üben Sie noch am Morgen im oder neben dem Bett, als Pause am Arbeitsplatz, nach der Arbeit oder als Abschluss eines Tages. Achten Sie – wenn Sie körperlich üben (den Unterschied zu nicht-körperlich oder mental üben erfahren Sie im übernächsten Abschnitt: Wie üben? Mental!) – aber stets darauf, dass Sie nicht unmittelbar nach dem Essen üben, sonst hat der Magen keine Freude.

WO ÜBEN?

Rollen Sie Ihre Matte im Schlaf- oder Wohnzimmer oder an Ihrem Arbeitsplatz aus oder üben Sie auf einem Badetuch, wenn Sie unterwegs sind, beispielsweise im Hotel. Wenn das Wetter es zulässt, dürfen Sie natürlich gerne auch im Freien üben.

Wenn Sie nicht-körperlich – sprich mental – üben, können Sie dies überall tun: im Bus oder Zug, auf dem Bürostuhl, in der Küche, beim Spazierengehen im Wald, beim Kaffeetrinken …

WIE ÜBEN?

Mit Leichtigkeit!

Üben Sie mit Leichtigkeit und setzen Sie sich auf keinen Fall in irgendeiner Beziehung unter Druck. Das Üben wird Ihnen besonders leicht fallen, da Sie nicht an eine bestimmte Zeit oder einen Ort gebunden sind und auch nicht an irgendeine App. Die Asanas werden Ihnen alsbald helfen, zu einem körperlichen, geistigen und emotionalen Gleichgewicht zu finden sowie zu mehr Lebensfreude.

Mit Tiefgang!

Jede Asana übermittelt eine Botschaft auf der physischen Ebene, aber viel wichtiger noch auf der geistigen sowie auf der emotionalen Ebene. Dies lässt uns schließlich die Botschaft auf der spirituellen Ebene erfahren. Wenn wir mehr Tiefe in den Asanas spüren, werden wir dies auch im Leben tun – unsere Yogapraxis wird zu mehr Zufriedenheit führen. Somit wird jede Asana eine Einladung, Yoga in seinem tieferen Sinn zu praktizieren, es auf den Alltag zu übertragen und in all unsere Handlungen einfließen zu lassen. Das heißt auch:

Spirituell!

Immer wieder finden Sie bei den Botschaften der einzelnen Asanas Hinweise auf Ihre Essenz und das universelle Bewusstsein. Dies ist das letztendliche Ziel des Yoga: Sich selbst – Ihre Essenz – zu erkennen und darüber hinaus zu verstehen und zu spüren, dass diese Essenz dasselbe ist wie das Universelle. Auf diese Weise erfahren wir die Einheit mit allem. Sie werden bei den Botschaften immer wieder gewisse Parallelen erkennen oder sich vielleicht sogar fragen: Ist es denn am Ende nicht alles dasselbe? Tatsächlich ist es so, dass es um das Eine geht. Die innere Stille, das Erkennen der Essenz und das Spüren der Verbindung mit dem universellen Bewusstsein führen uns immer an denselben Ort, nämlich zur Erfahrung des Einen.

Lassen Sie sich auf das Erforschen dieser Erkenntnis ein. Dauerhafte Zufriedenheit und Lebensfreude – vollkommen unabhängig von äußeren Umständen – werden bestimmt nicht ausbleiben.

Persönlich!

Um diese Tiefe gepaart mit Leichtigkeit zu erreichen ist es wichtig, dass Sie Ihrer Lebenssituation angepasst üben. Je nach körperlicher Verfassung können Sie sanft oder kraftvoll und solange Sie Zeit haben üben. Wählen Sie auch die Übung oder Übungsfolge, die Sie am meisten anspricht oder von der Sie spüren, dass sie Ihnen im Alltag am meisten Unterstützung bringt.

Konsultieren Sie bei bestehenden körperlichen Einschränkungen Ihren Arzt oder Körpertherapeuten.

Mit Nachspüren!

Geben Sie sich genügend Zeit, die Erfahrungen auf der körperlichen, der geistigen und der emotionalen Ebene vollständig wirken zu lassen. Dazu ist es wert- und sinnvoll, sich nach einer Asana einige Augenblicke zu nehmen, um den Körper zur Ruhe kommen zu lassen und die neuen Erkenntnisse und Strukturen auf allen Ebenen in sich aufzunehmen und zu integrieren. Bestimmen Sie selbst, wo die Aufmerksamkeit hin will oder ob Sie den Körper als Ganzes wahrnehmen. Sie können sich auf den Energiefluss im Körper konzentrieren oder einfach die innere Ruhe wahrnehmen – ganz wie Sie möchten.

Statisch und dynamisch!

Diverse Übungen können Sie statisch oder dynamisch üben. Statisch üben heißt, dass Sie immer einige Atemzüge lang in einer Stellung bleiben. Dynamisch üben heißt, dass Sie sich mit der Atmung mitbewegen. Meist praktizieren wir während des Einatmens die öffnende oder nach oben gerichtete Bewegung, während des Ausatmens die entspannende oder zum Boden gerichtete Bewegung. Die dynamischen Formen finden Sie jeweils bei den Varianten. Üben Sie mal statisch und mal dynamisch, um die Asanas auf unterschiedliche Arten wahrzunehmen und die Qualitäten von Statik und Dynamik – auch in Bezug auf Ihr Leben – zu spüren.

Mental!

Eine weitere Möglichkeit besteht darin, die Asanas nur nicht-körperlich – sprich mental – zu üben. Stellen Sie sich vor, Sie sitzen im Zug und haben einige ruhige Minuten. Vielleicht haben Sie beispielsweise Lust auf Löwenenergie oder wissen, dass Ihnen diese Asana für die vor Ihnen liegenden Unternehmungen gut tun würden. Natürlich haben Sie nicht die Möglichkeit, sich auf den Boden zu begeben, und im Zug die Zunge rauszustrecken ist sozial nicht akzeptiert. Sie können aber mit offenen oder geschlossenen Augen die Übung im Geiste üben, sich mit der Energie der Löwin und ihrer Botschaft verbinden – die Wirkung wird nicht ausbleiben. Eine klare Einladung also, auch neben der Matte Asanas zu praktizieren.

Rechts und links!

Bei diversen Übungen gehen Sie zuerst auf die linke, dann auch auf die rechte Seite – oder umgekehrt. Was ist der Unterschied, ob Sie mit der linken oder der rechten Seite beginnen? Die rechte Körperseite repräsentiert die aktive, nach außen gerichtete Energie, die linke Seite die entspannende, nach innen gerichtete. Wenn Sie also zuerst rechts üben, regen Sie die aktive Energie an, mit dem Üben auf der linken Seite lassen Sie die entspannende Energie folgen. Wenn Sie links starten, beginnen Sie zuerst mit entspannender Energie und lassen die aktivierende folgen. Als Experiment können Sie auch mal diejenige Seite etwas länger halten, deren Energie Ihnen im Moment besonders hilfreich erscheint. Also rechts länger halten, wenn Sie aktivierende Energie benötigen, und links länger halten, wenn Sie Entspannung suchen. Achten Sie jedoch darauf, dass Sie nicht einfach diejenige Seite länger halten, die angenehmer ist und Ihnen leichter fällt, und die für Sie anspruchsvollere Seite vernachlässigen. Mehr über die rechte und linke Körperseite und den entsprechenden Energiefluss erfahren Sie in meinem Buch „Chakra Yoga Nidra".

Affirmationen

Während der Yoga-Asanas können Sie still – oder auch mal laut – die vorgeschlagenen Affirmationen wiederholen, vielleicht als Alternative zur Vertiefung in die Botschaft oder zur Meditation. Dies hilft Ihnen, die Kernaussagen der Botschaft der jeweiligen Asana auf einfache Weise zu verinnerlichen. Zudem stellen Sie so während des Übens sicher, dass der Geist ganz klar auf etwas Positives ausgerichtet bleibt und nicht abschweift.

Affirmationen werden in vielen mentalen Techniken angewandt und sind kurze positive Sätze, die der Praktizierende für sich wiederholt. Sie dienen dazu, gewünschte Inhalte im Unterbewusstsein zu verankern.

Ändern Sie die vorgeschlagenen Sätze leicht ab, wenn Ihnen eine andere Formulierung besser gefällt. Beachten Sie jedoch, dass der Kern der Aussage gleich bleibt. So könnten Sie beispielsweise die Affirmation „Ich bin mutig" auch in „Mut durchströmt mein ganzes Wesen" oder „Ich zeige in jeder Lebenslage Mut" abwandeln.

Spüren Sie anschließend im Alltag, wie der Satz Ihr Denken, Fühlen und Handeln konstruktiv beeinflusst.

Meditation

Jede Körperübung bietet Gelegenheit, deren Botschaft zu ergründen, zu erforschen und die zentralen Aussagen in den Körper und die gesamte Persönlichkeit zu integrieren. Wenn wir uns während der Übung in die Meditation vertiefen, machen wir die Erkenntnis über oder mit dem Körper sowie dem Geist und können sie auch dort verankern.

Natürlich können Sie die Meditation auch unabhängig von der Körperübung praktizieren und sich im Sitzen mit der Botschaft der Asana verbinden.

Wie und wo meditieren?

Grundsätzlich können Sie formell meditieren oder informell.

Formell heißt, dass Sie sich bewusst auf die Matte begeben, eine Asana ausführen und diese wirken lassen. Oder Sie setzen sich zur formellen Meditation hin und meditieren über die Botschaft einer bestimmten Asana.

Informell heißt, dass Sie sich im Alltag – wo immer Sie auch gerade sind: im Bus, im Büro, im Supermarkt ... – in den Halbmond oder die Heldin hineinversetzen und die Auswirkungen spüren. Somit sind dem ‚Wo?‘ keine Grenzen gesetzt.

Manchmal hilft es, mit einer Vorstellung zu beginnen: Stellen Sie sich einfach etwas vor. Die Vorstellung kann einer tiefen Erkenntnis vorausgehen. Zum Beispiel mag es sein, dass Sie Ihre Heldinnen-Kraft im Moment noch nicht so klar spüren. Stellen Sie sich diese vorerst also einfach vor. Mit der Zeit werden Sie diese Kraft dann immer deutlicher wahrnehmen. Die Vorstellung wird Wirklichkeit.

Wann meditieren?

Sie können ganz bewusst eine Zeit für die Meditation wählen. Viele Menschen meditieren gerne in der Frische, Ruhe und Klarheit des Morgens oder am Abend vor dem Schlafengehen. Oder Sie wählen spontan einen für Sie passenden Zeitraum. Es gibt viele kostbare Momente der Ruhe am Tag, die manchmal vorbeigehen, ohne dass wir sie als solche wahrnehmen. Meditieren Sie als Vorbereitung auf ein Gespräch, eine körperliche Anstrengung oder eine Reise oder nutzen Sie eine Unterbrechung in Ihren Aktivitäten dazu.

Wie lange meditieren?

Meditieren Sie solange es sich für Sie stimmig anfühlt. Natürlich dürfen Sie sich ab und an auch herausfordern und Ihre Grenzen etwas ausweiten.

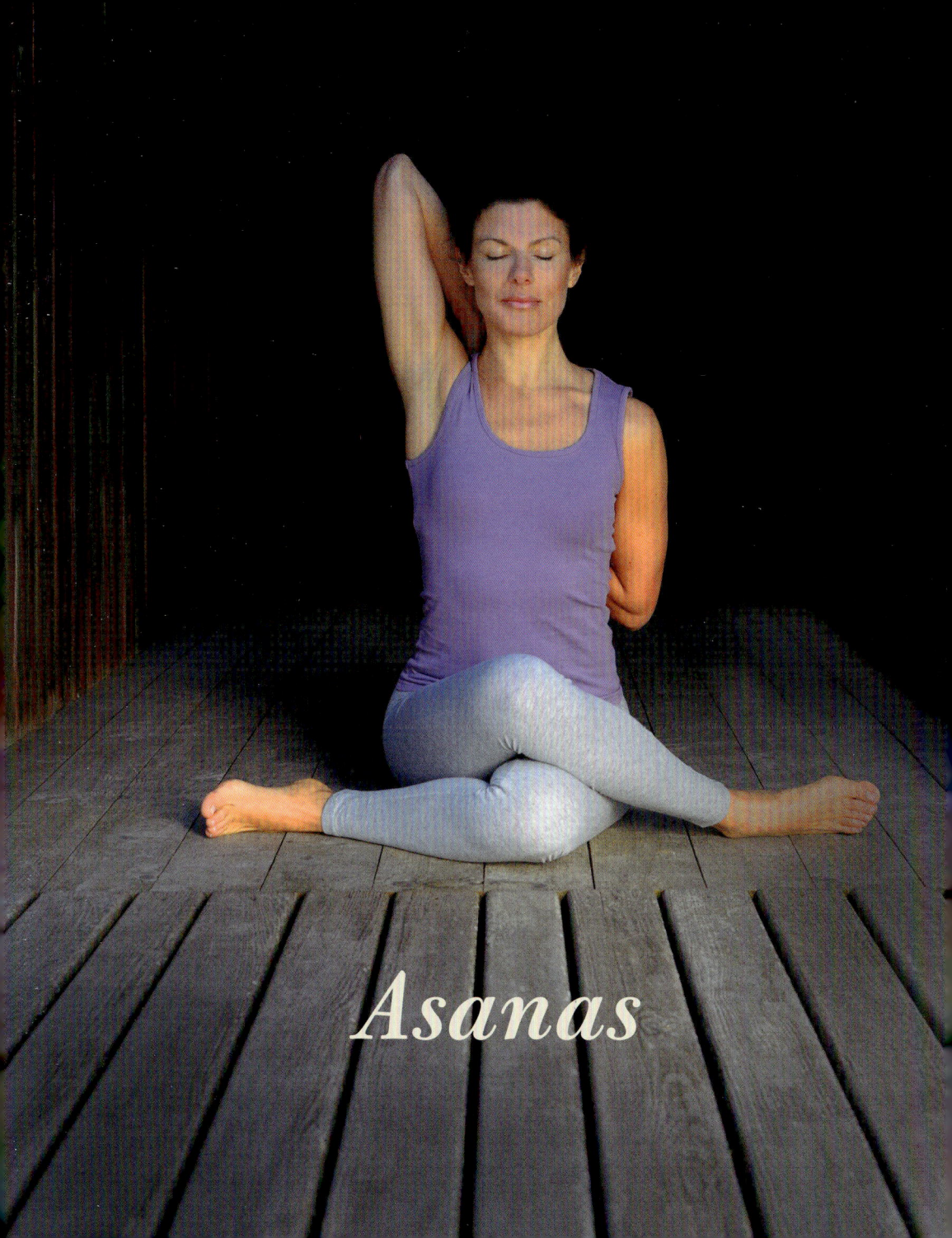

Asanas

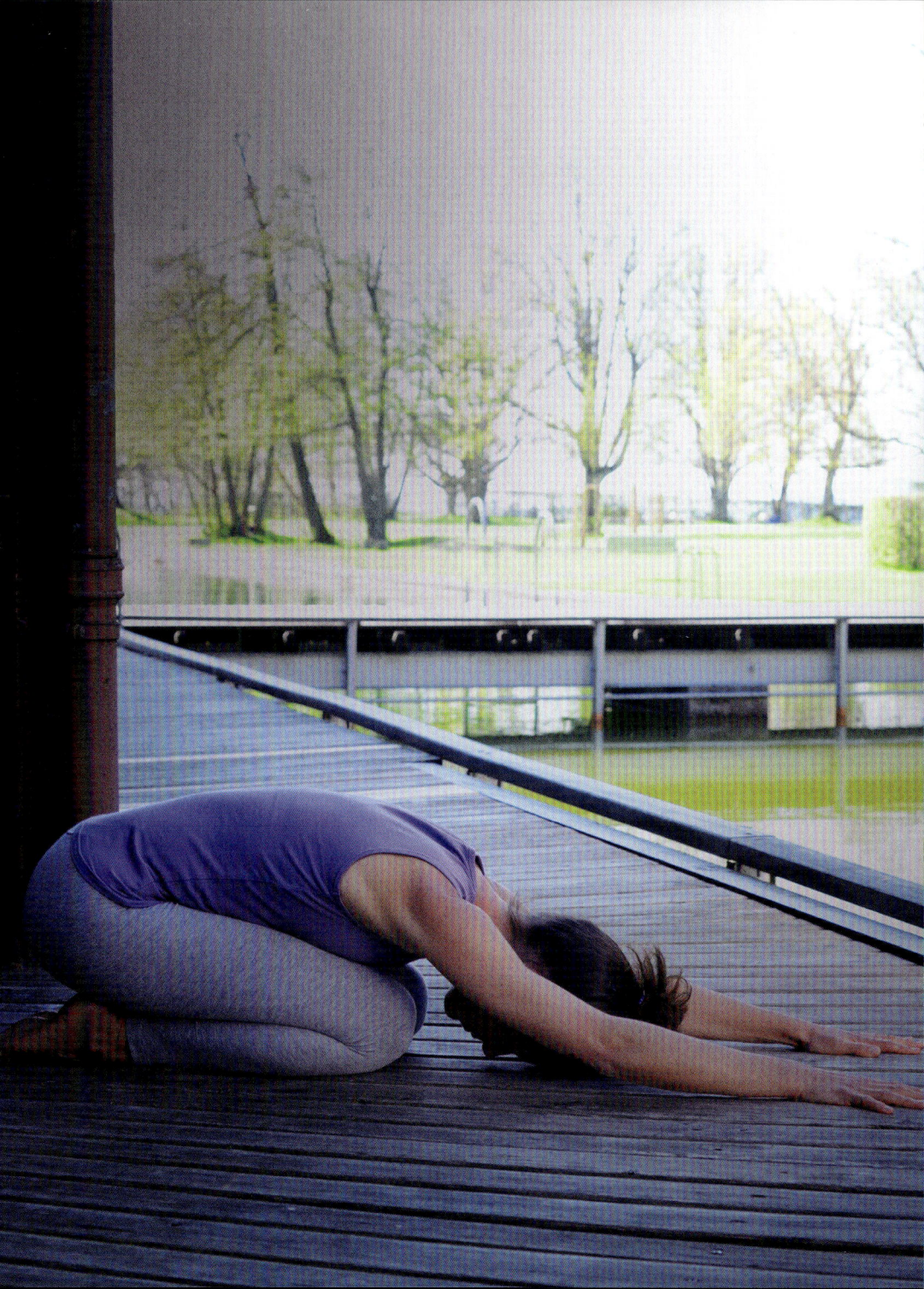

Stellung des Kindes – Balasana

Geborgen sein – sich zurückziehen – neue Kraft schöpfen

Praxis

Fersensitz. Oberkörper auf Oberschenkel ablegen, Arme weit nach vorne strecken. Stirn ablegen.

Atmung und Dauer:

Tief und bequem atmen. Um die Entspannung im unteren Rücken zu vertiefen bis in den unteren Rücken hineinatmen. So lange in der Stellung des Kindes bleiben, wie es angenehm ist, auch mal bis zu einigen Minuten.

Nachspüren:

Diese Haltung ist eine äußerst geeignete Stellung zum Nachspüren an sich.

Varianten:

Noch gemütlicher: Die Arme neben rechts und links neben dem Körper am Boden ablegen.

Energetisierend für den Rücken: Die Arme auf den Rücken legen, indem die rechte Hand das linke Handgelenk umfasst.

Sanft für Stirn und Schultern: Die Hände aufeinander und die Stirn darauflegen.

Botschaft

Die Stellung des Kindes lädt uns auf körperlicher, geistiger und emotionaler Ebene ein, zur Ruhe zu kommen. Der Körper entspannt sich. Das Gedankenkarussell beginnt langsamer zu drehen: Die Gedanken, die oftmals irgendwo anders sind als im Hier und Jetzt, werden fokussierter und die innere Stille offenbart sich. Unsere Gefühle, die sich ab und an so stark zeigen, dass sie unser Wohlbefinden beeinträchtigen, kommen ins Gleichgewicht.

Diese Übung wird manchmal auch mit Garbhasana betitelt. *Bala* ist das Kind und *garbha* – noch weiter zurückgehend – der Embryo. Wir haben in der Stellung des Kindes die Möglichkeit, die ursprüngliche Geborgenheit und den Schutz, wie sie im Mutterleib gegeben sind, nochmals zu erleben. Gleichzeitig weist uns diese Asana darauf hin, dass wir diese Wahrnehmung ebenso im Erwachsenenalter erleben können. Denn es geht nicht nur um den individuellen Mutterleib, sondern um das Eingebettetsein in etwas viel Größeres. Die Stellung des Kindes lässt uns die Geborgenheit, die das Universum uns spendet, erkennen. Diese Erfahrung unterstützt uns dabei, im Alltag in unterschiedlichen Situationen mit mehr Selbstsicherheit und Vertrauen zu handeln. Wir erkennen, dass wir immer auf etwas, das viel größer ist als wir selbst, vertrauen dürfen.

Wenn wir in der Stellung des Kindes die tiefe Ruhe und das Vertrauen spüren, kommen wir wie neugeboren heraus. Wir spüren die Sorglosigkeit und die Unbeschwertheit des Kindes, das neugierig und freudig auf das Leben zugeht. Wir merken, dass wir in Selbstakzeptanz und Selbstwertgefühl gestärkt sind. Selbstzweifel hingegen und Zweifel an dem größeren Ganzen sind von uns abgefallen. So stellen wir uns gestärkt dem Leben.

GERTRUD HIRSCHI MEINT DAZU:

„Diese Asana drückt auch Demut, Rückzug, Hingabe und Besinnung auf sich selbst aus. Laut Yoga hat nur ein innerlich starker Mensch den Mut zur Demut. Er kann demütig Unangenehmes annehmen, sei dies eine Zurechtweisung, Kritik, Ablehnung, Hilflosigkeit oder das vorgesehene Schicksal. „Dein Wille geschehe ....“ bedeutet, dass man voller Vertrauen auf die Güte und Liebe des Göttlichen sein Schicksal annimmt.“

Affirmationen

- Ich bin vollkommen geborgen.

- Ich bin eins mit dem Universum.

- Ich regeneriere mich.

Meditation

Stellen Sie sich vor, wie Sie selbst im Schoß des Universums aufgehoben sind. Wie ein Kind im Bauch sind Sie in etwas viel Größeres eingebettet, dass Ihnen genau dieses Gefühl des unvoreingenommenen, vollkommenen Aufgehobenseins gibt. Sie dürfen sich ganz sicher und geborgen fühlen, man gibt auf Sie acht.

Hinweise für den Alltag

- Halten Sie im Alltag immer wieder mal bewusst kurz inne, um die Verbundenheit mit allem wahrzunehmen.
- Nehmen Sie die kleinen Dinge wahr, die wie Geschenke zu Ihnen kommen.
- Vertrauen Sie darauf, dass es etwas Größeres gibt, das Sie behütet.

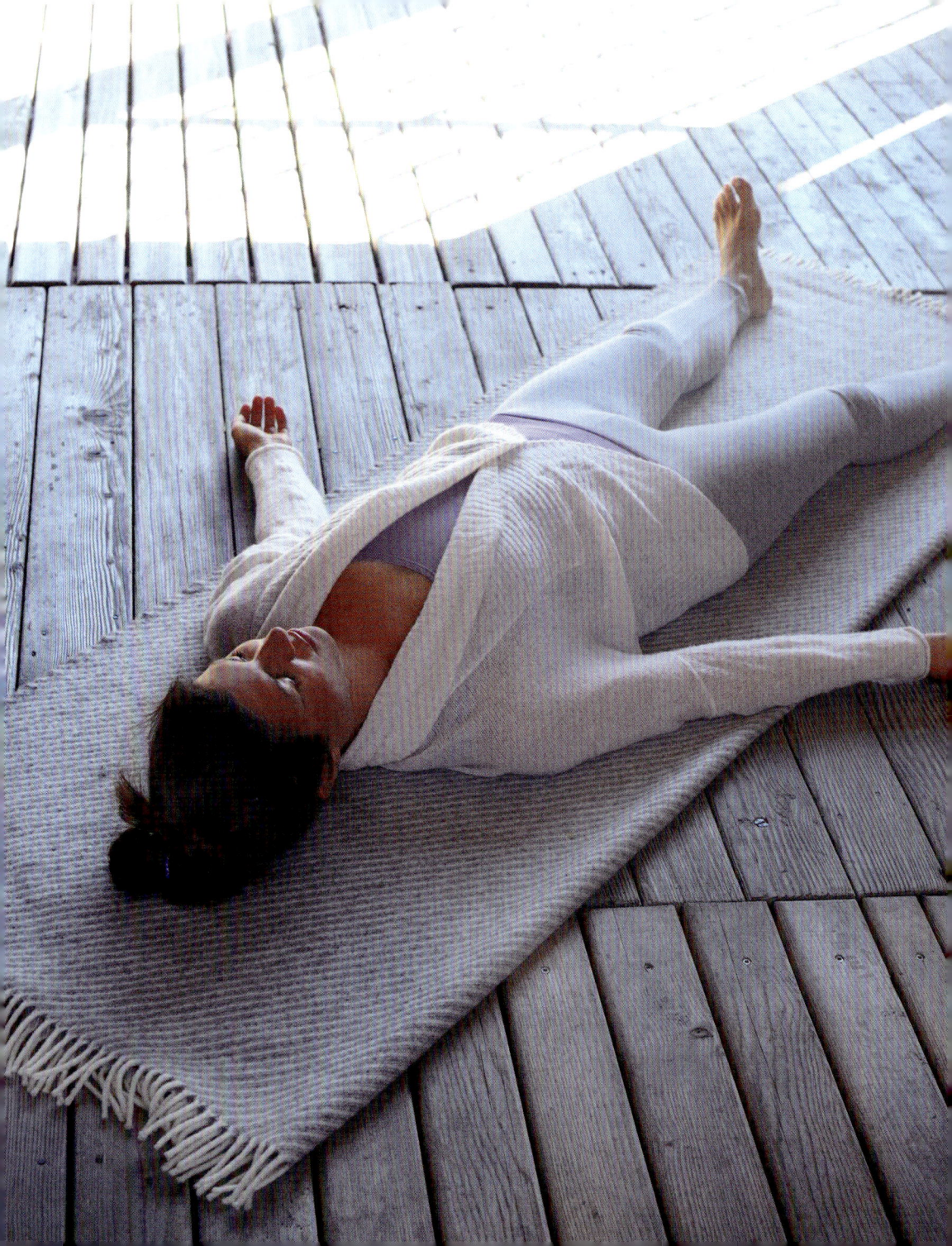

Totenstellung – Shavasana

Getragen werden – sich öffnen – die Geheimnisse erkennen

Praxis

Rückenlage. Die Füße sind hüftbreit auseinander, die Zehen fallen locker nach außen. Die Arme sind etwas vom Körper entfernt, die Handflächen zeigen nach oben. Der Kopf liegt gerade und der Nacken entspannt.

Atmung und Dauer:

Der Atem fließt ruhig und gleichmäßig. So lange in der Stellung verweilen, wie Sie möchten.

Nachspüren:

Diese Stellung ist eine äußerst geeignete Stellung zum Nachspüren an sich.

Varianten:

Noch entspannender für den unteren Rücken: Eine Rolle unter die Knie schieben oder sogar die Unterschenkel auf einen Stuhl legen, um den unteren Rücken zu entlasten.

Entspannte Seitenlage: Begeben Sie sich auf die Seite, wenn Sie nicht auf dem Rücken liegen können: Sich auf rechts oder links legen, was Ihnen angenehmer ist. Das untere Bein gerade ausstrecken. Das obere Bein anwinkeln, den Fuß auf das untere Knie geben und das Knie vorne ablegen. Den unteren Arm ausstrecken, die Handfläche zeigt nach oben. Den oberen Arm auf den Körper legen, die Hand kommt auf den Oberschenkel.

Botschaft

In der Totenstellung ziehen sich alle Sinne von der Umwelt zurück, die äußeren Impulse – visuelle Reize, Geräusche und Gerüche – sowie Gedanken werden unwichtig. Wir dürfen uns komplett fallen lassen und spüren, dass wir getragen werden. So lösen sich alle Anspannungen auf körperlicher, geistiger und emotionaler Ebene und wir müssen nichts mehr anstreben.

Diese Übung ist eine Einladung, in die großen Geheimnisse des Lebens einzutauchen und sich den wichtigen Fragen des Lebens zu stellen, wie beispielsweise: Wer bin ich? Was ist der Sinn meines Daseins? Was kommt danach? In der Totenstellung öffnen wir uns körperlich, geistig, emotional und spirituell für die Antworten. Wenn wir die Existenz eines universellen Bewusstseins anerkennen, beginnen wir – je länger, je mehr –, dieses Bewusstsein in unser Leben einzuladen. So vertieft sich das Vertrauen ins Universum und darauf, dass alles gut wird.

In dieser Stellung beginnen innere Widerstände, die wir dem Loslassen gegenüber haben, sowie Anhaftungen an Materielles und Vorstellungen, sich aufzulösen. Auch die Ichbezogenheit, das In-den-Vordergrund-stellen unserer eigenen Bedürfnisse und Wahrnehmungen, fällt – je länger, je mehr – von uns ab. Durch das Loslassen und die inneren Erfahrungen, die in der Totenstellung gemacht werden, sind tiefgreifende Veränderungen auf allen Ebenen der Persönlichkeit möglich. Die Essenz wird sich zeigen, Ihre innerste Wesensart und all Ihre positiven Eigenschaften treten zum Vorschein.

GERTRUD HIRSCHI MEINT DAZU:

„Mit dieser Stellung, haben viele anfangs Mühe, besonders diejenigen, die gerne alles und jeden – auch sich selbst – unter Kontrolle haben möchten. In der Totenstellung fühlen sie sich ausgeliefert und verletzlich, etwas, das sie kaum ertragen können. Wenigstens in Gedanken versuchen sie auszuweichen, indem sie diese wandern lassen. Dies ist schade, denn wenn man in der Totenstellung nicht nur den Körper, sondern auch den seelisch-geistigen Bereich ruhigstellt, können sich Tore zu höheren Dimensionen öffnen. Sat cit ananda (reines Sein – reines Wissen – reine Wonne) ist das Ziel dieser Stellung – ein Ziel, das dem Übenden schon zu Lebzeiten einen Einblick in die geistige Heimat schenkt."

Affirmationen

- Ich bin vollkommen entspannt.

- Ich lasse mich von der Erde tragen und öffne mich dem Himmlischen.

- Ich bin.

Meditation

Spüren Sie in der Totenstellung, wie die Erde Sie trägt. Spüren Sie gleichzeitig, wie Sie sich mit Ihrem ganzen Sein dem Himmlischen zuwenden. Sie sind die Verbindung zwischen Himmel und Erde, Sie gehören zu beiden und sind vollkommen in alles eingebunden. Nehmen Sie wahr, wie der Sinn Ihres Daseins sich langsam offenbart.

Hinweise für den Alltag

- Halten Sie Ordnung in Ihren Gedanken, sortieren Sie diejenigen aus, die Ihnen nicht guttun.
- Lassen Sie diejenigen Dinge los, die nicht (mehr) sein wollen.
- Praktizieren Sie regelmäßig die Entspannungs- und Meditationsübung Yoga Nidra (nach Swami Satyananda), wie ich sie in meinen Büchern zu diesem Thema vorstelle.

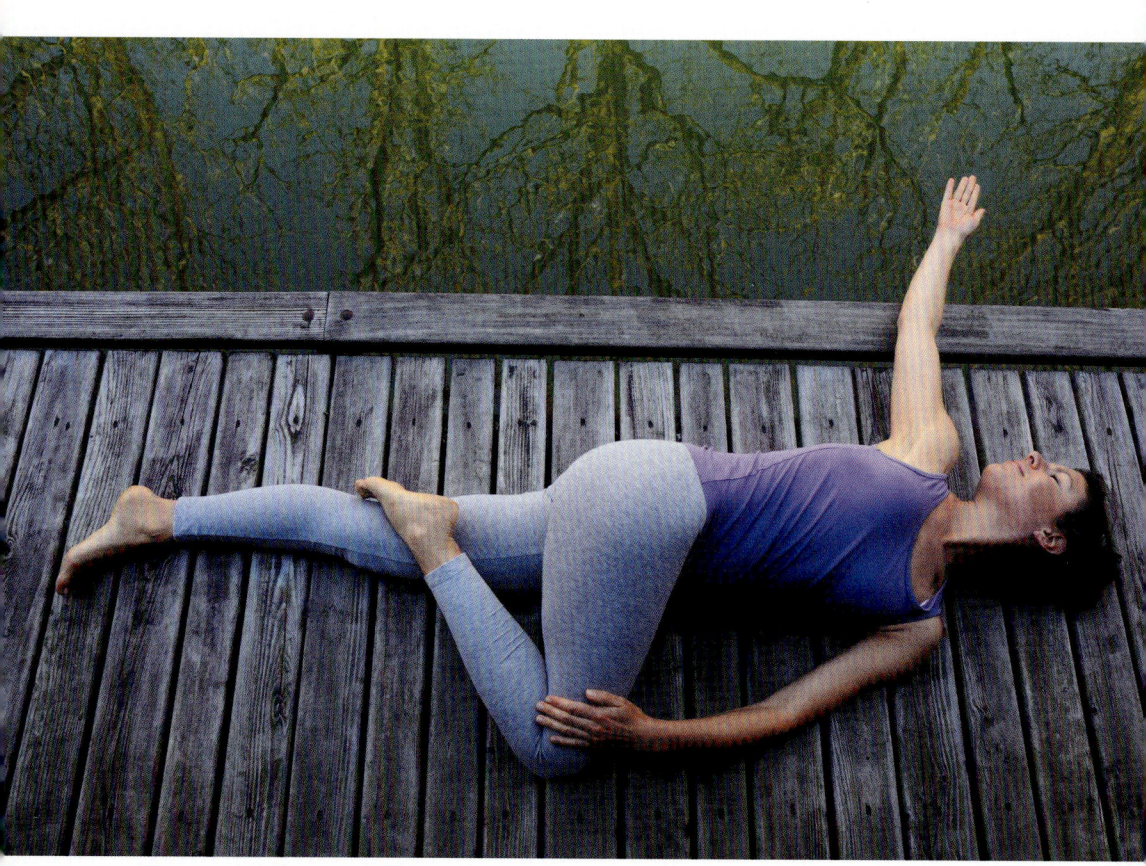

Krokodil – Nakrasana

Nerven stärken – Klarheit entwickeln – Präsenz ausstrahlen

Praxis

Rückenlage, Beine liegen nebeneinander. Rechten Fuß auf linkes Knie stellen. Linke Hand auf das rechte Knie legen, den rechten Arm zur Seite strecken. Langsam das Knie mit sanftem Druck der Hand nach links unten ziehen und spüren wie weit es Richtung Boden kommen kann, der rechte Fuß liegt dabei auf der Innenseite des linken Knies. Dann den Kopf nach rechts drehen.

Atmung und Dauer:

Tief ein- und ausatmen, bis zu 12 Atemzüge. Die Energie des Atems über die gedehnte rechte Seite des Oberkörpers bis ins Kreuz hinunterfließen lassen. Danach die andere Seite gleich lang üben.

Anschließend den Körper ganz durchstrecken, dann Knie Richtung Brust ziehen.

Nachspüren:

In der Totenstellung (s. S. 25).

Varianten:

Bequem: Die Füße nebeneinander aufstellen, beide Arme im rechten Winkel vom Körper weg strecken. Beide Knie auf die linke Seite ablegen, den Kopf auf die rechte Seite drehen. Nach einigen Atemzügen zur anderen Seite wechseln.

Bequem und dynamisch: Die Füße nebeneinander aufstellen, beide Arme im rechten Winkel vom Körper weg strecken. Ausatmend die Beine zur einen und den Kopf zur anderen Seite drehen, einatmend in die Mitte kommen, ausatmend zur jeweils anderen Seite ablegen. 8- bis 12-mal wiederholen.

Noch bequemer: Ellenbogen oder Unterarme fassen, die Arme so hinter dem Kopf ablegen. Nur die Beine zur Seite ablegen, der Kopf bleibt in der Mitte. Statisch oder dynamisch üben.

Botschaft

Das Krokodil fällt auf den ersten Blick durch seine Ruhe auf, die mitunter träge wirkt. Es scheint oft schlafend, in sich gekehrt. Wenn es jedoch aktiv werden will, beispielsweise für das Jagen von Nahrung, ist es äußerst agil und kann unglaubliche Kräfte mobilisieren. Der schwere Körper wirkt dann plötzlich geschmeidig. Das Krokodil handelt dabei immer geschickt und vollkommen zielgerichtet. Es traut sich auch an größere Beute heran, die es mit festem Biss packt. Trotz alldem bleibt es auch in Zeiten erhöhter Aktivität ruhig.

Die Drehung in der Wirbelsäule stimuliert und reguliert die Nervenaktivität in unserem Rückenmark, sodass sich eine angemessene Balance von Ruhe und Aktivität einstellt. In dieser Übung lernen wir, die Herausforderungen unseres Lebens anzunehmen und an diese heranzutreten.

Wir hinterfragen nicht jedes Mal unsere Aufgaben, sondern erledigen diese einfach. Dabei gestalten wir unser Leben aktiv und aus einer inneren Ruhe und Präsenz heraus. Dies ist kein Widerspruch, sondern eine Befruchtung, denn die innere Ruhe gibt uns die Sicherheit, das Richtige zu tun. Wir verbeißen uns nicht in etwas und verfolgen bestimmte Ziele auf krampfhafte Art und Weise, sondern erkennen immer wieder aufs Neue und mit genügend Achtsamkeit, was es zu tun gibt. Vielleicht merken wir dann, dass es Dinge gibt, die nicht gemacht werden müssen, und dass wir, anstatt einer Sache hinterherzurennen, uns der stillen Lebensfreude hingeben dürfen.

GERTRUD HIRSCHI MEINT DAZU:

„Bewegungslos, ruhig und damit von vielen Kleintieren und Insekten unbemerkt liegt das Krokodil im Sumpf, auf einer Kiesbank oder einem Stein, und nichtsahnend schwirrt oder schleicht die Beute dem Krokodil direkt vor die Schnauze. Blitzschnell schnappt es zu und der Fang landet im Rachen. Auch konstruktive Gedanken, geniale Ideen sowie günstige Gelegenheiten offenbaren sich meistens in Zeiten der Ruhe und Besonnenheit; sie kommen wie aus dem Nichts, man muss sie erkennen und dann heißt es einfach – zuschnappen."

Affirmationen

- Ich bin vollkommen präsent in jedem Moment.
- Ruhe und Aktivität lösen sich auf natürliche Weise ab.
- Meine Nerven sind stark.

Meditation

Spüren Sie die tiefe Ruhe des Krokodils. Merken Sie, dass es in Ihrem Leben Momente der Aktivität und Momente der Ruhe gibt. Geben Sie sich die Erlaubnis, zur Ruhe zu kommen und sammeln Sie neue Kräfte, wenn Sie nicht aktiv sein müssen. Jetzt dürfen Sie sich regenerieren. Wenn Sie zur Ruhe kommen, merken Sie, dass Sie eigentlich gar nicht so viele Bedürfnisse haben, wie Sie vielleicht ab und an denken. Sie sind zufrieden mit dem, was Sie haben, mit dem, was ist.

Hinweise für den Alltag

- Stellen Sie angemessene Ansprüche an sich selbst. Gestehen Sie sich dabei ein, ein normaler Mensch zu sein, es muss nicht alles immer perfekt bis ins letzte Detail sein.
- Führen Sie all Ihre Handlungen bewusst Schritt für Schritt aus. Nehmen Sie sich für jeden Schritt die angemessene Zeit. Handeln Sie aus einer inneren Ruhe heraus, auch wenn vieles auf dem Programm steht.
- Vertrauen Sie darauf, dass Ihre Kräfte jeden Tag aufs Neue bis zum Abend reichen.

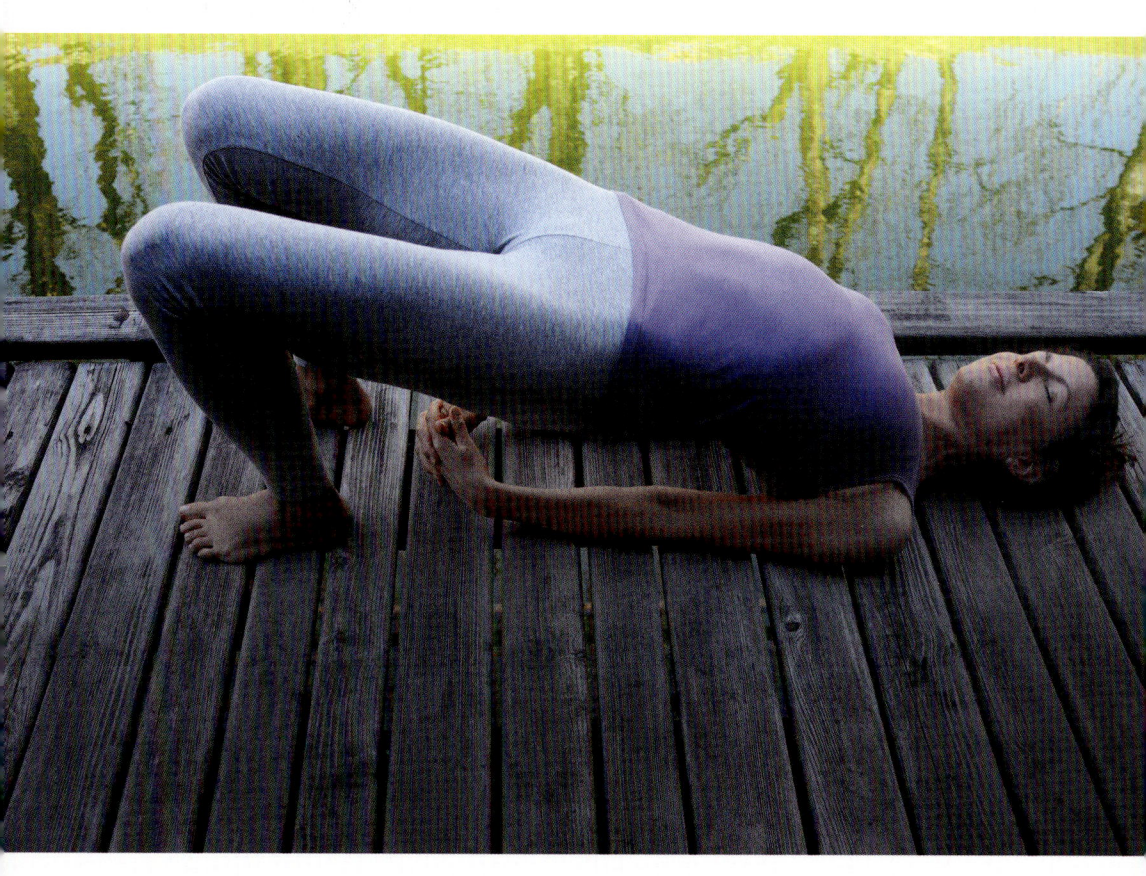

Brücke –
Setu Bandha Sarvangasana

Brücken schlagen – Gegensätze überwinden – neue Wege einschlagen

Praxis

Rückenlage. Die Arme sind neben dem Körper, die Handflächen zeigen nach unten. Füße hüftbreit aufstellen. Einatmend das Gesäß anheben, sodass der Körper von den Knien bis zu den Schultern eine Gerade bildet. Die Hände falten und die Arme strecken, während die Schultern entspannt bleiben.

Atmung und Dauer:

Tief bis in den Bauch atmen, 5 bis 12 Atemzüge lang.

Ausatmend Gesäß wieder absenken und beide Knie Richtung Brust ziehen.

Nachspüren:

In der Totenstellung.

Varianten:

Sanfter, mit Unterstützung: Ein Kissen unter dem Gesäß platzieren.

Dynamisch: Einatmend Gesäß heben, ausatmend wieder senken. 5- bis 12-mal wiederholen. Zusätzlich können die Arme beim Einatmen gestreckt nach hinten geführt werden, beim Ausatmen wieder nach vorne.

Fordernd: In der Brücke den unteren Rücken mit den Händen stützen, die Daumen zeigen dabei nach unten, die anderen Finger nach oben. Zuerst ein Bein senkrecht zur Decke strecken, einige Atemzüge halten, dann das andere Bein zur Decke strecken.

Botschaft

Die Brücke bildet eine vitale Verbindung zwischen den Füßen und den Schultern, bzw. dem Kopf. So symbolisiert diese Stellung die Verbindung zwischen Körper und Geist. Dies sind Partner, die zusammenarbeiten und sich gegenseitig beeinflussen. Nur wenn beide in einem Gleichgewicht sind, geht es uns wirklich gut. Manchmal strapazieren wir einen dieser Partner mehr: Wir arbeiten körperlich zu hart oder zu einseitig oder wir beanspruchen den Geist zu arg mit irgendwelchen Gedanken an Vergangenes oder Zukünftiges und Szenarien, die wir momentan nicht in der Lage sind zu beeinflussen.

Wenn wir uns aber um Körper und Geist gleichermaßen kümmern und diese beiden Partner als gleichwertig sehen und einsetzen, lassen sich selbst große Hindernisse und Klüfte im Leben wie mit einer Brücke überwinden. Wir erfahren, dass immer wieder neue Wege möglich sind, denn da, wo der Weg nicht weitergeht, kommt die Brücke gelegen.

Dadurch werden wir im Äußeren wie im Inneren widerstandsfähig. Die Brücke wird somit auch zum Sinnbild für die Verbindung vom Individuum zum Universum. Sie lässt uns den Weg von uns selbst zu etwas viel Größerem gehen.

GERTRUD HIRSCHI MEINT DAZU:

Die Brücke öffnet und weitet im Herzbereich. Ein offenes Herz ist wohl verletzlicher als ein verschlossenes, aber den Preis ist es wert. Ein offenes Herz kann Güte, Liebe, Empathie und Toleranz empfinden und zeigen; und es ist auch ein fröhliches Herz, das sich von den kleinen und großen Freuden des Alltags berühren lässt.

Affirmationen

- Ich akzeptiere Gegensätze und lebe friedvoll mit ihnen.
- Ich schlage Brücken.
- Ich spüre meine Verbindung mit dem Universum.

Meditation

Sehen Sie vor sich einen breiten Fluss, über den eine Brücke führt. Die Brücke hilft, vom einen Ufer zum anderen zu kommen. Die Brücke steht stabil zu jeder Tages- und Jahreszeit. Sie lädt ein, den Fluss zu überqueren, sich auch die andere Seite anzuschauen. Dank der Brücke braucht es gar keine Anstrengung, den Fluss zu überqueren, die Brücke bietet Hilfe, diesen Schritt zu tun. Sie merken, wie wertvoll es ist, über die Brücke zu gehen.

Hinweise für den Alltag

- Versuchen Sie, Gegensätze in Ihrem Leben zu integrieren, beispielsweise alt-jung, warm-kalt, froh-ernst.
- Bauen Sie eine innere Brücke, wenn Sie in Situationen kommen, wo der Weg schwer ersichtlich ist oder scheinbar nicht weitergeht.
- Halten Sie immer wieder mal bewusst inne und nehmen Sie Ihre Verbindung zum großen Ganzen – zum Universum – wahr.

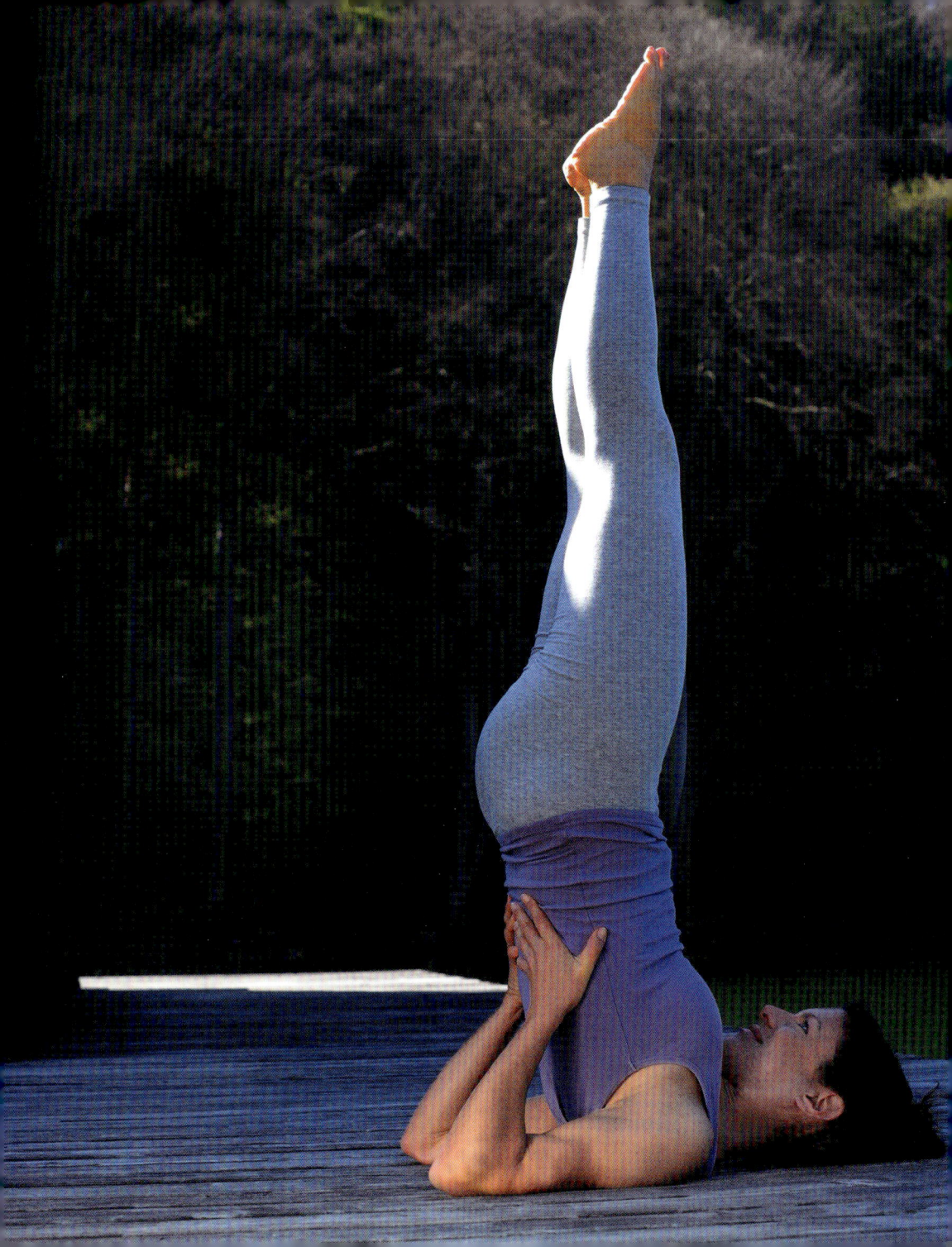

Schulterstand – Sarvangasana

Ganz sein – starke Schultern haben – die Einheit spüren

Praxis

Rückenlage. Beide Beine Richtung Decke strecken. Dann das Gesäß anheben und mit beiden Händen den Rücken stützen. Rücken und Beine gestreckt halten, sodass diese möglichst eine Gerade bilden.

Atmung und Dauer:

Bewusst durch den Hals bis tief in den Bauch hinein atmen. Zu Beginn nur einige Sekunden halten und das Verweilen in der Stellung langsam steigern. Schließlich die Knie beugen. Langsam und den Rücken mit den Händen stützend wieder aus der Stellung kommen.

Nachspüren:

In der Totenstellung.

Varianten:

Etwas weniger anspruchsvoll: Die Kerze. Dabei das Gesäß nur leicht anheben, und das Gewicht des Oberkörpers und der Beine in die Hände geben.

Entspannt: In der Kerze das Gesäß auf ein dickes Kissen legen.

Bei Rückenproblemen: In der Rückenlage bleiben und beide Beine gestreckt Richtung Decke strecken.

Botschaft

Der Schulterstand ist eine Umkehrhaltung. Diese Stellungen – dazu gehört beispielsweise auch der Hund – werden ab und an auch Herz-über-Kopf-Stellungen genannt. Auf der körperlichen Ebene heißt das, dass der Kopf in einer solchen Stellung der tiefste Punkt des Körpers ist. Auf der mentalen Ebene ist es eine Einladung, die Aktivitäten des Kopfes – das Denken – als etwas weniger wichtig zu sehen und dem Herzen – dem Fühlen – einen höheren Rang zu geben. Die Gedanken, die sonst oft Überhand haben, werden in ihrer Bedeutung heruntergestuft. Der Schulterstand lädt uns ein, immer wieder bewusst in eine neue Situation hineinzuspüren, bevor wir uns Gedanken dazu machen, und wir werden merken, dass sich Konstellationen oftmals ganz anders zeigen, als wir uns dies im Kopf zurechtlegen. Das Fühlen – in eine Situation hineinspüren – gibt uns meistens einen weiteren und gleichzeitig detaillierteren Blick auf eine Sache.

Im Schulterstand werden wir ferner darauf hingewiesen, dass wir viel auf den Schultern tragen können. Die Stellung fordert uns jedoch auch auf, unser Unterscheidungsvermögen anzuwenden und uns zu überlegen, was wir tragen wollen und können, und was nicht unsere Angelegenheit ist. Wenn wir starke Schultern haben, können wir anderen sowie uns selbst eine Schulter zum Anlehnen anbieten. Gleichzeitig ist es wichtig zu erkennen, dass nicht alle Herausforderungen unsere eigenen sind

GERTRUD HIRSCHI MEINT DAZU:

„Diese Asana wird zu den Mudras gezählt – es ist also ein Siegel. Man besiegelt den Entschluss, dass man seine Gedanken an die Leine nehmen will, um sie zu lenken und zu meistern. Innehalten und einer Sache auf den Grund gehen; zur Umkehr bereit sein; etwas oder sich umdrehen, um das Ganze aus einem neuen Blickwinkel zu betrachten; des Lebens Sinn ergründen – all dies sind Themen der Umkehrhaltungen. Sie bringen Ruhe und Tiefe und oft öffnen sie neue Türen und zeigen ungeahnte Möglichkeiten auf. In dieser Stellung wird das meiste Körpergewicht von den Händen bzw. von Armen und Schultern gestützt, was darauf hinweist, dass man seiner eigenen Stütze vertraut und sich bewusst ist, dass dies die zuverlässigste ist."

und dass andere Menschen ihren Rucksack selbst tragen müssen. Wir unsererseits unterstützen sie, wo es zweckmäßig ist.

Wenn wir die Variante ‚Kerze' üben und uns dabei mit der Energie der Kerze verbinden, werden wir eingeladen, engherzige Motive oder Anhaftungen, die allenfalls unser Handeln beeinflussen, zu verbrennen und dadurch unserer inneres Licht leuchten zu lassen.

Affirmationen

- Ich fühle mich ganz.
- Mein Körper, mein Geist und meine Seele bilden eine Einheit.
- Ich bin stark, für mich selbst und für andere.

Meditation

Spüren Sie in Ihr energetisches Herzzentrum hinein und nehmen Sie die Kraft und Weisheit Ihres Herzens wahr. Stellen Sie sich vor, dass Ihr Herz mindestens gleichberechtigt gegenüber dem Kopf ist, oder erlauben Sie sich sogar, es ab und an als wichtiger zu sehen. Schenken Sie Ihrem Herzen die wohlverdiente Aufmerksamkeit.

Hinweise für den Alltag

- Spüren Sie immer wieder mal ganz bewusst zuerst in eine Situation hinein, bevor Sie sich Gedanken dazu machen.
- Tragen Sie mit, wo es sinnvoll und Ihr Einsatz notwendig ist.
- Überlassen Sie anderen auch die Möglichkeit, zu wachsen und zu lernen.

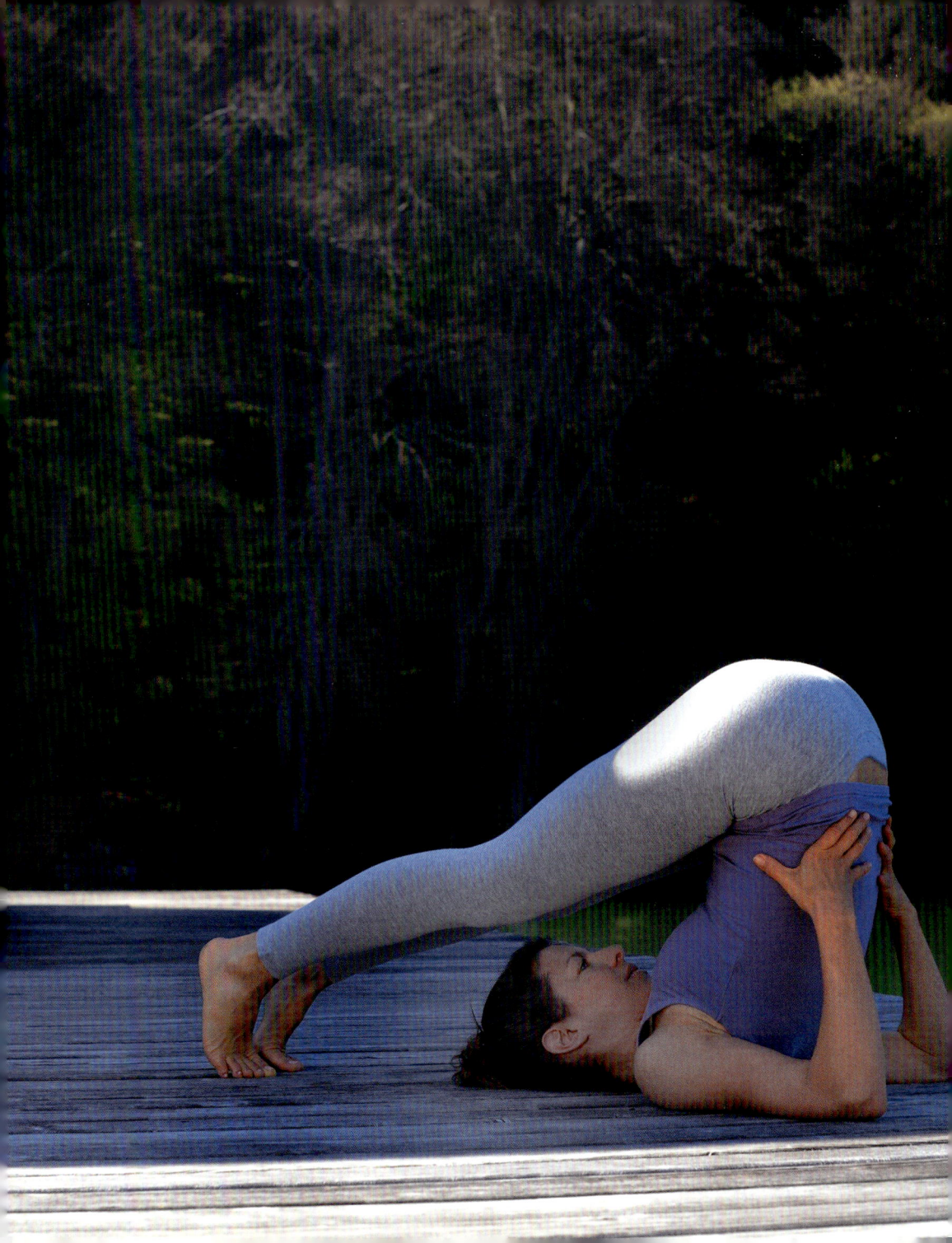

Pflug – Halasana

Durchs Leben gehen – bearbeiten – Spuren hinterlassen

Praxis

Rückenlage. Beide Beine Richtung Decke strecken. Dann das Gesäß anheben und mit beiden Händen den unteren Rücken stützen. Ein Bein nach dem anderen gestreckt hinter dem Kopf absenken, soweit es geht. Weiterhin den Rücken mit den Händen stützen. Wenn die Zehen ganz am Boden sind allenfalls Arme ausstrecken und Handflächen auf den Boden geben.

Atmung und Dauer:

Bewusst durch den Hals bis in den Bauch atmen, 5 bis 12 Atemzüge lang.

Dann langsam und den Rücken weiterhin stützend ein Bein nach dem anderen anheben und den Rücken behutsam ablegen.

Nachspüren:

In der Totenstellung.

Varianten:

Dynamisch: Aus dem Schulterstand ausatmend das eine Bein gestreckt nach hinten geben, einatmend wieder nach oben führen, ausatmend das andere Bein nach hinten strecken, einatmend wieder nach oben führen. Im Wechsel mehrmals wiederholen.

Sanfter: Knie beugen und auf die Stirn geben, die Füße zeigen nach oben.

Mit Unterstützung: Die Füße hinter dem Kopf auf einen Stuhl oder ein Meditationskissen absenken.

Botschaft

Der Pflug ist eine der ältesten landwirtschaftlichen Maschinen. Er ist ein Werkzeug, das uns hilft, unsere Aufgaben in der Welt zu erfüllen und den Acker des Lebens zu bearbeiten. Einerseits ist der Körper als ein solches Instrument zu betrachten. Dieser will wertgeschätzt und gepflegt werden. Andererseits gilt es zu erkennen, dass wir noch viele weitere Instrumente haben (Charakterzüge, Talente, Erfahrungen), die wir in unserem Alltag einsetzen sollten. Als Gesamtes bilden diese eine Schatzkiste, die uns für dieses Leben mitgegeben wurde und uns einzigartig macht.

Im Pflug strebt das Becken beständig nach oben, während wir den Beinen erlauben, sich der Dehnung hinzugeben, so spüren wir die Stetigkeit und die lebendige Dynamik, mit der wir die Inhalte unserer ganz persönlichen Schatzkiste einsetzen. Wie der Pflug immer wieder jede Art von Erde bearbeitet, so gehen auch wir zuversichtlich auf verschiedene Situationen zu. Dies tun wir ruhig und mit einer gewissen Beharrlichkeit.

Der Pflug fordert uns zudem zum selbstlosen Einsatz unserer Stärken auf. Wir erledigen unsere Aufgaben, ohne die genauen Resultate bereits zu kennen. Die Asana bringt uns vielleicht in mancherlei Hinsicht an unsere Grenzen, aber wir machen uns zugleich einmal mehr bewusst, dass es nicht darum geht, die perfekte Körperhaltung einzunehmen, sondern uns dem Erleben und Annehmen dessen, was ist, zu öffnen. Wir handeln im Hier und Jetzt mit den besten Absichten. Dabei lösen wir uns von Erwartungen, wie die Dinge sich zu einem späteren Zeitpunkt zeigen werden und was dabei für uns selbst herausschaut. Dies ist der Kern des Karma Yoga, des Yoga des selbstlosen Dienens.

GERTRUD HIRSCHI MEINT DAZU:

„Seit Urzeiten wird mit dem Pflug der Acker vorbereitet: Wer ernten will, muss säen und wer säen will, muss vorher den Acker dafür bestellen. Es muss für das Neue Platz geschaffen und der Boden gelockert werden. Dies gilt für den Lebensacker genauso. Im Herzen wie auch im Kopf: Altes aufbrechen, Hartes zerstückeln, die Erde weich machen und die großen Steine beseitigen. Erst dann die Samen (Ideen, Wünsche, Ziele) aussäen, den Acker regelmäßig bewässern und sich geduldig auf eine reiche Ernte freuen."

Affirmationen

- Ich bearbeite den Acker meines Lebens.
- Ich zeige Durchhaltewillen.
- Ich erkenne meine Stärken an.

Meditation

Vor Ihnen zeigt sich ein fruchtbares Feld. Sie bearbeiten es mit Geduld und Sorgfalt. Ihre Aufgabe ist es, das Feld jede Saison wieder aufs Neue so vorzubereiten, dass es später Früchte hervorbringen kann. Das tun Sie mit der angebrachten Umsicht.

Bei Ihrer Arbeit hinterlassen Sie klare Spuren. Sie wissen, dass dies ist eine wichtige Voraussetzung für die Fruchtbarkeit des Feldes ist. Sie sind innerlich ruhig und freuen sich auf die Früchte.

Hinweise für den Alltag

- Leiten Sie Veränderungen ein, wenn diese angezeigt sind. Vertrauen Sie darauf, dass Ihnen die dazu notwendige Kraft zur Verfügung steht.
- Erledigen Sie Ihre Arbeiten mit Geduld und Hingabe. Machen Sie sich bewusst, dass die Resultate eventuell erst zu einem späteren Zeitpunkt sichtbar werden. Üben Sie sich immer wieder in Geduld.
- Gehen Sie mit Ihrem Körper als Ihr Arbeitsinstrument sorgsam um. Sorgen Sie sich angemessen um Ihren Körper, denn er hat Ihnen bereits viele Jahre gute Dienste erwiesen und soll Ihnen noch lange zur Verfügung stehen.

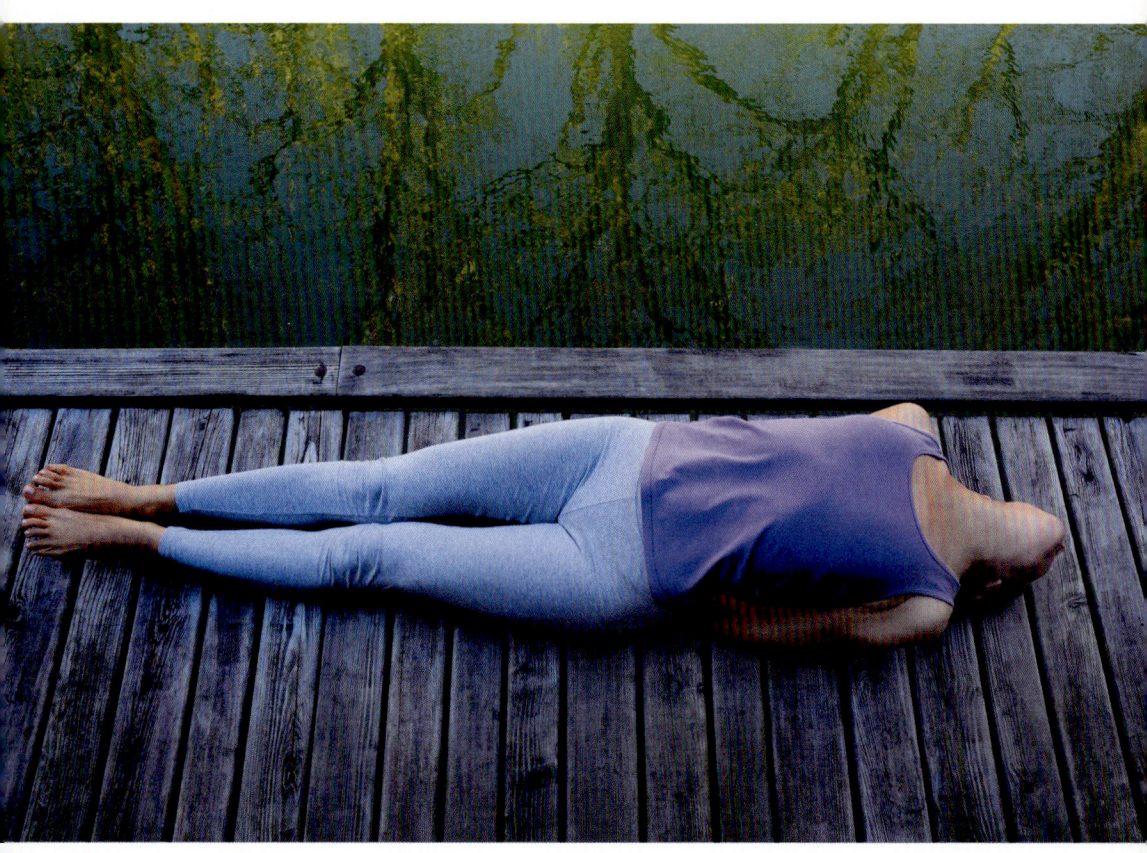

Fisch – Matsyasana

Herz öffnen – in Kontakt treten – Gefühle zeigen

Praxis

Rückenlage, Fußinnenkanten berühren sich. Die gestreckten Arme unter den Oberkörper und die Hände mit den Handflächen nach unten unter das Gesäß schieben. Einatmend den Oberkörper anheben, Brustkorb nach oben strecken. Ausatmend den Kopf nach hinten beugen und den Scheitel auf den Boden ablegen, der größte Teil des Gewichtes bleibt dabei auf den Unterarmen und Händen.

Atmung und Dauer:

5 bis 10 Atemzüge in das energetische Herzzentrum (Herzchakra) hineinatmen und dabei den Herzbereich sich weiter öffnen lassen.

Einatmend Oberkörper und Kopf anheben und ausatmend ablegen.

Anschließend beide Knie Richtung Brust ziehen, Kinn anziehen und die Stirn in Richtung der Knie anheben.

Nachspüren:

In der Totenstellung.

Varianten:

• Sanfter: Den Kopf nicht auf den Scheitel, sondern den Hinterkopf ablegen, um den Nacken zu schonen.

Botschaft

Das Element des Fisches ist das Wasser. Dies steht für das Wahrnehmen der eigenen Gefühle sowie das gefühlsmäßig sich Einlassen auf andere Menschen. Fische bewegen sich gewandt im Wasser, ohne je zu versinken. So lernen auch wir in dieser Stellung mit unseren Gefühlen umzugehen, ohne uns darin zu verlieren und ihnen hilflos ausgeliefert zu sein.

In der Stellung des Fisches erfahren wir eine Öffnung und Ausdehnung in der Herzgegend. Dabei können sich emotionale Spannungen lösen und wir finden zu innerer Stabilität und Klarheit. Oftmals stellt sich nach dieser Stellung eine große Erleichterung ein und ein Gewahrwerden von Ausdehnung. Wir erkennen die Bedürfnisse unseres Herzens und spüren, welche Gefühle zum Ausdruck kommen möchten. Daraus ergibt sich echte Sensibilität, die nicht mit übermäßiger Empfindsamkeit verwechselt werden soll. Wir werden frei im Umgang mit Gefühlen.

Das heißt, wir nehmen sie wahr und entscheiden uns, was wir mit einem bestimmten Gefühl machen: Wollen wir es einfach wahrnehmen, so wie es sich zeigt? Oder wollen wir es wie eine Welle von uns wegfließen lassen, ohne uns damit zu identifizieren? Oder wollen wir eine konkrete Handlung auslösen? Dies sind Entscheidungen, die wir im Umgang mit unseren Gefühlen frei treffen können und die zu mehr Zufriedenheit führen.

Fische sind zudem äußerst sensitiv für Vibrationen, was bei Fischschwärmen zu beobachten ist. Sie sind alle aufeinander eingestimmt und bewegen sich in Harmonie miteinander. Sich in der Gruppe im Gleichklang zu bewegen, macht stark und bietet Schutz. Auch wir lernen im Fisch, uns auf ein Miteinander einzulassen und die Vorteile eines Lebens in Gemeinschaft – innerer und äußerer Verbundenheit – zu erkennen.

GERTRUD HIRSCHI MEINT DAZU:

„Im Wasser ist der Fisch in seinem Element und dies in vielerlei Hinsicht. Er findet und nimmt sich hier alles, was er braucht, und erfüllt Sinn und Zweck seines Lebens. Jedes Individuum sollte in „seinem" Element sein – da wo es vom Universum hingestellt wurde. Hier soll es seine Bestimmung leben, seine Verpflichtungen erfüllen und darauf achten, dass es sich gute Nahrung zuführt – für Körper, Geist und Seele."

Affirmationen

- Mein Herz wird mit jedem Tag offener.
- Ich lasse Gefühle zu und zeige sie.
- Ich fühle mich wohl im Strom des Lebens.

Meditation

Stellen Sie sich vor, wie Sie sich wie ein Fisch im Strom Ihres Lebens bewegen. Sie bewegen sich mit Anmut und Leichtigkeit und fühlen sich dabei rundum wohl. Sie fühlen sich sicher und gehen mit dem Strom, es gibt keinen Grund, sich in die Gegenrichtung bewegen zu wollen. Sie mögen die Dynamik und lassen sich ganz darauf ein.

Hinweise für den Alltag

- Akzeptieren Sie Ihre Gefühle, so wie sie sich in einem bestimmten Moment zeigen. Sowohl als positiv als auch als negativ wahrgenommene Gefühle haben ihren Wert.
- Drücken Sie Ihre Gefühle aus. Haben Sie keine falsche Scham oder Angst, sich bloßzustellen.
- Lieben Sie sich selbst, wie auch Ihre Umwelt. Das können kleinere Dinge sein, wie auch größere. Seien Sie großzügig mit der Liebe.

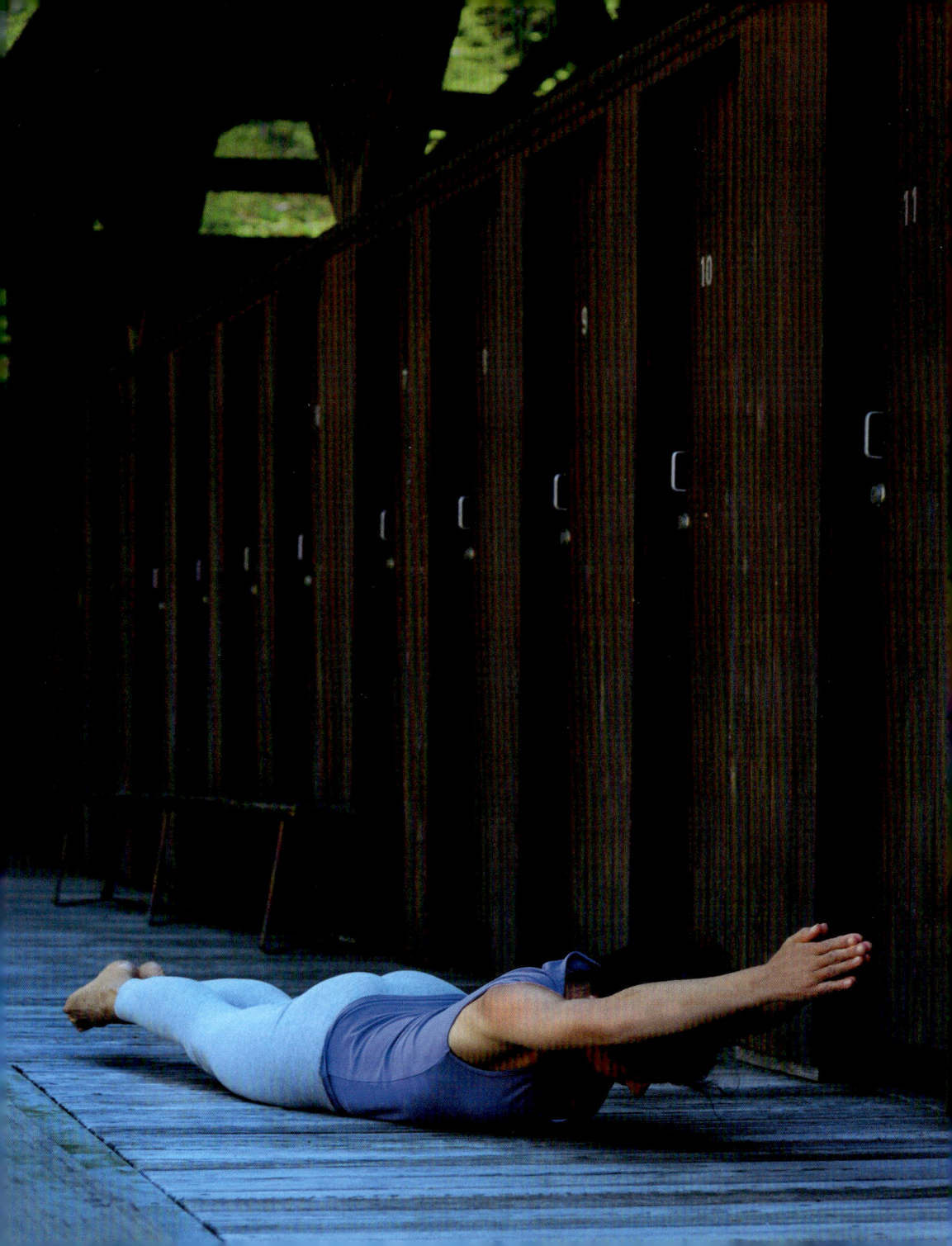

Boot – Naukasana

In Bewegung sein – zu neuen Ufern aufbrechen – getragen werden

Praxis

Bauchlage, Arme nach vorne strecken. Die Handflächen berühren sich, ebenso die großen Zehen. Einatmend die gestreckten Arme und Beine vom Boden abheben. Auch den Kopf heben, aber der Blick bleibt zum Boden gerichtet.

Atmung und Dauer:

Ruhig und gleichmäßig bis in den Bauch hinein atmen. So lange bleiben, wie der ganze Körper stabil gehalten werden kann. Den Atem allenfalls dazu nutzen, den Rücken zusätzlich zu stärken, und die Energie des Atems bis in den Rücken hinein fließen lassen.

Ausatmend Arme und Beine wieder ablegen.

Anschließend das Gesäß kurz hinten auf die Fersen absetzen.

Nachspüren:

In der Bauchlage beide Hände aufeinander und die Stirn darauf ablegen.

Varianten:

Dynamisch üben: Beim Einatmen Arme und Beine anheben, beim Ausatmen senken. Mehrmals wiederholen, mindestens 3-mal.

Diagonales Boot dynamisch üben: Beim Einatmen rechten Arm und linkes Bein anheben, mit dem Ausatmen wieder senken. Beim nächsten Einatmen linken Arm und rechtes Bein anheben, beim Ausatmen wieder senken. Mehrmals wiederholen, mindestens 3-mal auf jeder Seite.

Botschaft

Das Boot ist seit Jahrtausenden ein wichtiges Transport- und Fortbewegungsmittel der Menschen. Im übertragenen Sinn weist das Boot auf unsere persönliche Reise hin, die wir in diesem Leben unternehmen. Ständig bewegen wir uns und gehen weiter. Auch die Asana erreicht keinen statischen Endpunkt, sondern lässt – zumindest in der Vorstellung – Arme und Beine stetig weiter nach vorne und oben streben. Gleichzeitig fühlen wir uns wohl und angekommen in unserem Körper.

Unser Boot kennt seinen Heimathafen und steuert über die Jahre verschiedene weitere Häfen an. Viele Menschen aus unserem Umfeld, aber auch Gegenstände und Ideen bleiben an Bord, andere verlassen das Boot an einem für sie passenden Hafen. Wenn wir das Boot richtig zu steuern wissen, bietet es Schutz und Halt für die sich darauf befindenden Menschen und geht nicht unter – auch nicht in stürmischen Zeiten. Auf den Körper hören und ihn gesund und flexibel erhalten, den Geist rein und klar halten, konstruktive Beziehungen pflegen sind Aktivitäten, die uns helfen, das Gleichgewicht zu halten und die Orientierung nicht zu verlieren.

Auf einer Reise tauchen natürlich immer wieder mal Fragen auf: Wohin reise ich eigentlich, wohin führt der Weg, was ist mein Ziel? Das Boot lädt uns ein, diese Fragen zu erforschen und uns nicht vor den Antworten zu scheuen. Im spirituellen Sinn ist das letztendliche Ziel, sich mit dem Universellen zu verbinden und so die Einheit von Allem zu erfahren. Wir können uns im Boot der Absicht hingeben, dass dies das Ziel unserer Reise ist.

GERTRUD HIRSCHI MEINT DAZU:

„Wer in ein Boot steigt, wird sofort mit der Balance und der Haltekraft konfrontiert. Die Balance ist ein Lebensthema und tagtäglich muss man sich um sie bemühen. Es geht um die innere und um die äußere Balance, die immer wieder von neuem gefunden werden muss. Letztendlich ist das ganze Leben ein Balanceakt. Weiter geht es um die Gewichtsverteilung, denn wird zu einseitig geladen, dann kentert das Boot. Auch bei uns: Wird zu viel Gewicht einer Seite zugeteilt, dann ist der Untergang vorprogrammiert. Alles muss sich die Waage halten!"

Affirmationen

- Ich breche immer wieder auf zu neuen Ufern.
- Ich gebe mich den Bewegungen des Lebens hin.
- Auch in stürmischen Zeiten werde ich getragen.

Meditation

Spüren Sie die sanften Bewegungen eines Gewässers: eines Sees, des Meeres oder eines Flusses. Nehmen Sie zudem auch die Stabilität eines Bootes wahr, das auf dem Gewässer schwimmt. Das Boot wiegt sanft hin und her, bewegt sich ohne Hast. Es kommt von einer bestimmten Anlegestelle und ist unterwegs zum nächsten Hafen. Spüren Sie den Schutz und Halt, die das Boot bieten, und spüren Sie auch, wie Sie sich auf ein übergeordnetes Ziel zubewegen.

Hinweise für den Alltag

- Werden Sie sich bewusst, dass alles im Leben Bewegungen und Dynamiken unterworfen ist.
- Haben Sie den Mut, zu neuen Ufern aufzubrechen.
- Unternehmen Sie hin und wieder eine Reise – groß oder klein – mit der Absicht, den Geist und das Herz weit werden zu lassen.

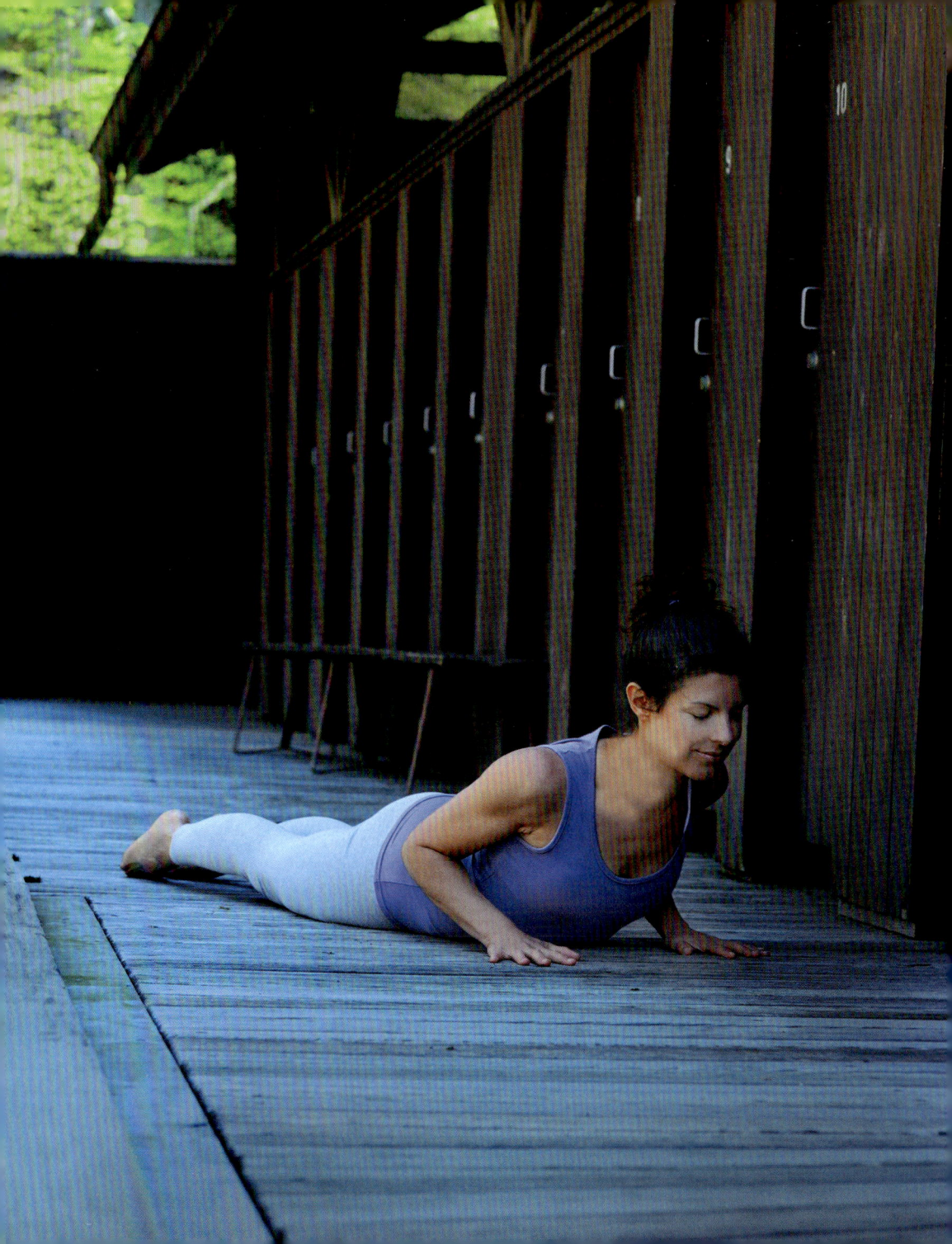

Kobra – Bhujangasana

Sich erneuern – sich aufrichten – Rückgrat zeigen

Praxis

Bauchlage, Hände unter den Schultern, Arme ganz am Körper. Die Schulterblätter gehen nach hinten Richtung Gesäß. Die Füße sind ausgestreckt, die großen Zehen berühren sich. Einatmend Kopf und Oberkörper heben, soweit es angenehm ist. Dabei darauf achten, dass der Oberkörper ausschließlich durch die Kraft des Rückens aufgerichtet wird. Der Blick ist schräg nach vorne unten gerichtet.

Atmung und Dauer:

Tief in den Bauch hinein atmen, 8 bis 12 Atemzüge lang.

Ausatmend den Oberkörper wieder absenken.

Anschließend das Gesäß kurz hinten auf die Fersen absetzen.

Nachspüren:

In der Bauchlage die Hände aufeinander und die Stirn darauf ablegen.

Varianten:

Dynamisch: Einatmend den Oberkörper aufrichten, ausatmend den Oberkörper wieder absenken. Der Blick bleibt zum Boden gerichtet.

Noch kraftvoller: Die Hände nicht unter die Schultern, sondern aufs Gesäß legen. Die Schultern nach hinten rollen. Diese Variante statisch oder dynamisch üben.

Botschaft

Die Kobra ist die stärkste aller Schlangen. Sie steht für Bereitschaft und potenzielle Energie, die eingesetzt wird, wenn es angezeigt ist. So regt die Kobra uns an, unsere Kräfte zu sammeln und bereit zu sein für die Dinge, die auf uns zukommen. Wenn wir in ruhigeren Zeiten gut auf uns achten, werden wir in stürmischeren Zeiten kraftvoller da stehen. Das filigrane und doch starke Rückgrat der Kobra zeigt uns auf, dass wir uns selbst unser Rückgrat stärken können und dass daraus innere Kraft entsteht. Mit Unterstützung dieser inneren Stärke können wir uns immer wieder aufrichten.

Die Kobra ist jedoch auch giftig und lädt uns ein, darüber nachzudenken, welches Gift wir in uns selbst haben: Was sind die giftigen Gedanken, die wir hegen und pflegen, wie vergiften wir unseren Geist und somit auch unseren Körper? Denn oftmals sind es die Erfindungen unseres Geistes – unsere eigenen Gedanken –, die uns schwächen und mitunter sogar krank machen. Die Kobra hat die Fähigkeit, ihre Haut immer wieder abzustreifen und sich somit zu erneuern. Sie zeigt uns, dass wir uns stetig weiterentwickeln können, dass wir alte Muster ablegen und neue zulassen sollten. Wir sind nicht gefangen in unseren Strukturen, sondern können diese aus uns selbst heraus verändern. Wir haben die Wahlfreiheit, wann und auf welche Art wir uns häuten bzw. erneuern und worauf wir unsere Aufmerksamkeit richten.

GERTRUD HIRSCHI MEINT DAZU:

„Die Schlange, ein Reptil aus der Urzeit, fristet ein Leben ohne Arme und Beine; aber sie kompensiert diesen vermeintlichen Mangel mit Raffinesse, Geschicklichkeit und Klugheit. Wir alle haben da oder dort eine Einschränkung, doch die Frage ist, was machen wir daraus. Wir alle haben es in uns, trotzdem – oder gerade darum und damit – ein sinnerfülltes Leben zu führen.

Die Kobra stärkt den Rücken wie kaum eine andere Yogastellung; und weist darauf hin, wie man sich mit starkem Rücken nach jeder Bauchlandung wieder aufrichten, das Herz öffnen und den Blick erneut nach vorne und oben ausrichten kann."

Affirmationen

▪ Ich zeige Rückgrat.

▪ Ich wachse über mich selbst hinaus.

▪ Ich besitze die Fähigkeit, mich zu erneuern.

Meditation

Stellen Sie sich vor, Sie bewegen sich wie eine Kobra draußen in der Natur. Sie reagieren auf Impulse aus der Außenwelt und sind doch ganz bei sich. Wenn Veränderungen angezeigt sind, nehmen Sie diese mit Gelassenheit an. Sie besitzen eine große Anpassungsfähigkeit. Spüren Sie diese in Ihrem Körper und in Ihrem Geist.

Hinweise für den Alltag

▪ Zeigen Sie Rückgrat: Äußern Sie Ihre Meinung, wenn Sie es für richtig und wichtig befinden. Setzen Sie sich so für Ihre Rechte und die Rechte anderer ein.

▪ Glauben Sie daran, dass Sie über sich selbst hinaus wachsen können.

▪ Nehmen Sie Veränderungen gelassen an und verändern Sie sich mit, wenn Sie es für sinnvoll erachten.

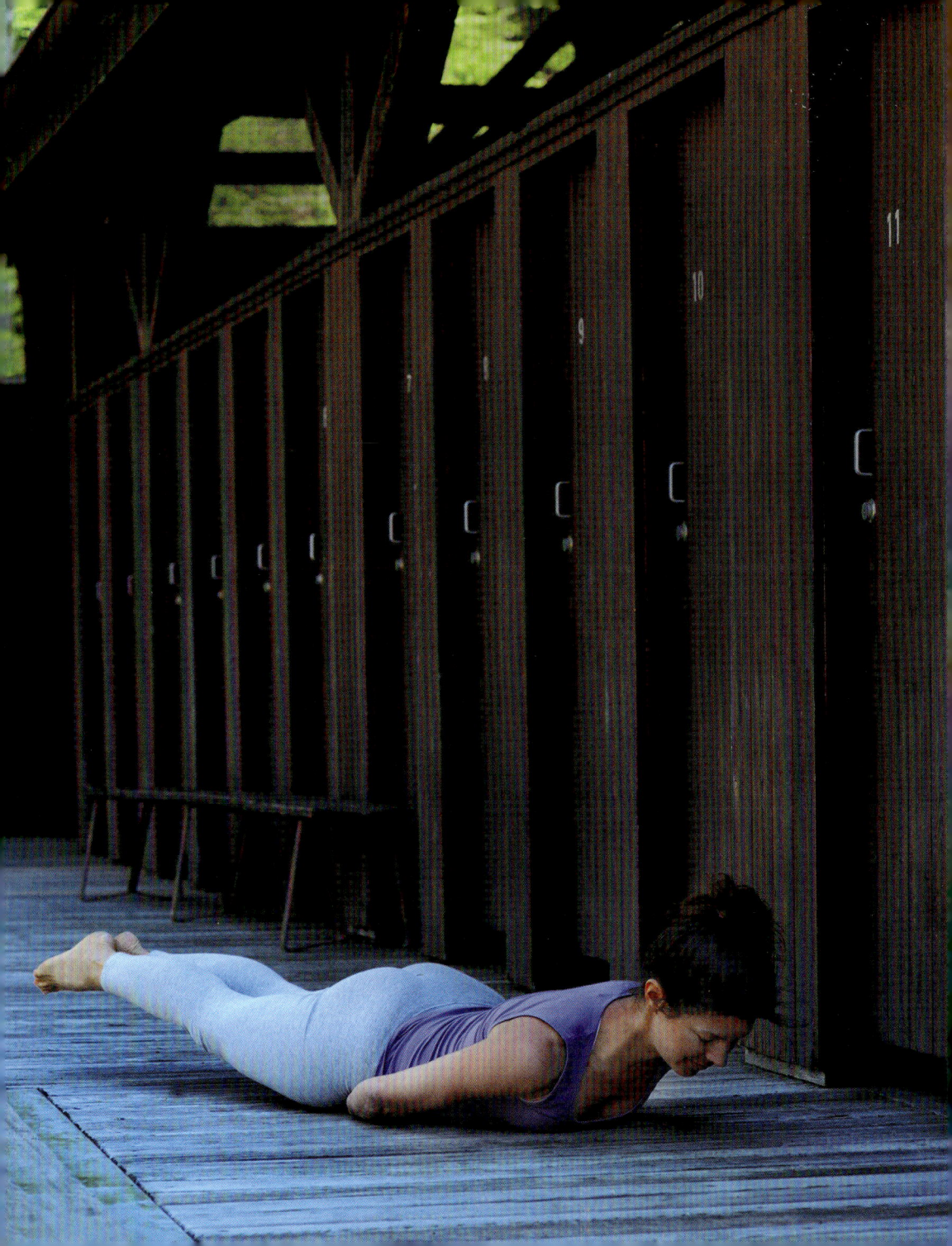

Heuschrecke – Shalabhasana

Den Willen stärken – selbstbewusst sein – sich durchsetzen

Praxis

Bauchlage. Zuerst mit den Handflächen unter der Bauchdecke diese etwas Richtung Kopf hochziehen (um einem Hohlkreuz vorzubeugen). Arme und Hände so lassen oder Fäuste machen und die gestreckten Arme unter den Oberkörper schieben. Kinn auf der Unterlage aufsetzen. Einatmend beide Beine gestreckt anheben. Auch den Kopf heben, der Blick bleibt zum Boden gerichtet.

Atmung und Dauer:

Tief ein- und ausatmen, bis zu 12 Atemzüge. Die Energie des Atems in den Rücken – insbesondere den unteren Rücken – fließen lassen.

Ausatmend Beine wieder ablegen.

Anschließend das Gesäß kurz hinten auf die Fersen absetzen.

Nachspüren:

Arme neben den Körper und Stirn auf die Unterlage legen.

Varianten:

Sanfter für den Nacken: Stirn auf der Unterlage lassen.

Dynamisch: Einatmend das eine Bein heben, ausatmend wieder ablegen. Dann das andere Bein anheben und wieder ablegen. Mehrmals wiederholen, mindestens 3-mal.

Botschaft

Die Heuschrecke fällt auf durch ihre große Sprungkraft. Sie hat einen kleinen, leichten Körper und sehr lange Beine. Damit kann sie ihr gesamtes Körpergewicht mit Leichtigkeit anheben und weit springen. Dazu setzt sie ohne zu zögern ihre ganze Kraft ein. Diese Asana bringt uns in Kontakt mit – vielleicht bislang ungeahnten – Stärken, auf körperlicher und mentaler Ebene. Wir werden aufgefordert zu spüren, welche großen Sprünge wir selbst wagen wollen, und uns nicht davor zu fürchten, diese zu machen. Wir erkennen, dass es nicht zwingend einen riesigen Kraftaufwand braucht, um etwas zu bewegen. Durch die Technik der Haltung bemerken wir, wie die Arbeit auf alle Muskeln im Körper verteilt wird, und auch unser Wille uns in unseren Vorhaben unterstützt.

In der Vergangenheit wurden verschiedenste Teile der Erde von Heuschreckenplagen heimgesucht. Ganze Ernten und somit die Lebensgrundlagen der Menschen wurden zerstört, was vom großen Wirkungsvermögen der Heuschrecken zeugt. Heute noch geschieht dies immer wieder in Teilen Afrikas und Asiens. So weist uns die Heuschrecke auf unsere Anhaftungen an materielle Güter hin und auf eine mögliche Angst, dass unser Hab und Gut zerstört oder uns weggenommen wird. Wir können uns demnach fragen: Wo habe ich Anhaftungen an die materielle Welt? Brauche ich diese Güter wirklich oder welche anderen, nicht-materiellen Wünsche habe ich? Wenn wir unsere wahren Wünsche erkennen, fällt es uns leichter, unsere Anhaftungen abzulegen und uns auf das Wesentliche zu konzentrieren. Dann werden große Sprünge möglich.

GERTRUD HIRSCHI MEINT DAZU:

„Die Heuschrecke mit ihren gewaltigen Sprüngen ist ein wahrer Kraftprotz und hat schon die alten Yogis fasziniert. Zudem ist sie enorm gefräßig und potent. Die Heuschreckenhaltung stärkt den unteren Rücken und laut der östlichen Heilslehren befindet sich hier das Kraftreservoir des Menschen. Diese Kraft steuert jede Körperfunktion, wozu auch die sexuelle Potenz, das Verdauungsfeuer, die Hormonausschüttung und das Immunsystem gehören. Aber sie wirkt sich auch auf der mentalen und emotionalen Ebene aus. So zeigt sie sich beispielsweise als Mut, Zuversicht, Geduld, Selbstsicherheit, Furchtlosigkeit, Belastbarkeit und Durchhaltewillen."

Affirmationen

- Ich bin mir meiner Stärken bewusst.
- Ich kann mich durchsetzen, wenn ich das will.
- Mein Wille ist stark.

Meditation

Stellen Sie sich vor, Sie sind eine Heuschrecke auf einer großen Wiese. Spüren Sie Ihre ureigene Kraft, die – ungeachtet Ihrer körperlichen Konstitution – in Ihnen steckt. Spüren Sie Ihre Vitalität, die Ihnen Sprungkraft verleiht. Nehmen Sie wahr, wie aus der Ruhe heraus jederzeit Tatkraft entsteht und Sie handeln können. Dies tun Sie mit Freude und Zuversicht.

Hinweise für den Alltag

- Wagen Sie ab und an einen großen Sprung. Trauen Sie sich Großes zu und lassen Sie sich nicht vom inneren Kritiker abhalten.
- Tragen Sie Ihre Willenskraft nach außen. Handeln Sie im Wissen, dass Sie sowohl im Kleinen wie auch im Großen etwas bewirken können.
- Spüren Sie, dass jeder Mensch eine Daseinsberechtigung hat dank seiner Talente, Fähigkeiten und Eigenschaften.

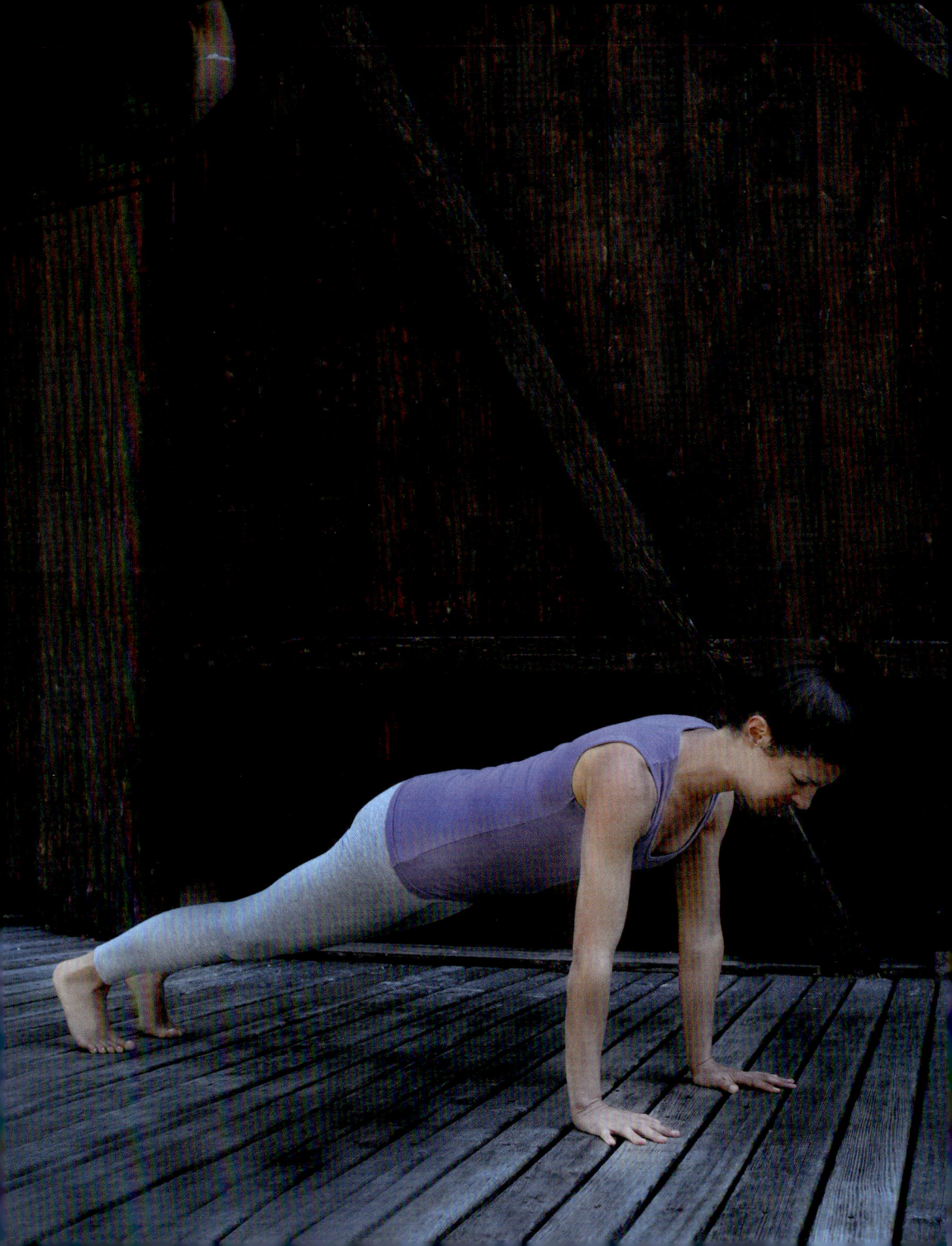

Brett – Santolanasana

Stabil sein – zuverlässig sein – sich wandeln

Praxis

Vierfüßlerstand, auf den Händen und Knien stehend. Dabei befinden sich die Hände senkrecht unter den Schultergelenken. Die Finger leicht abspreizen und das Gewicht gleichmäßig auf die ganzen Handflächen verteilen.

Den Bauch anspannen und die Beine nacheinander nach hinten stellen. Den Blick zum Boden gerichtet lassen.

Atmung und Dauer:

Tief in den stabilen Rumpf hinein atmen. Zu Beginn nur einige wenige Atemzüge im Brett bleiben. Je kräftiger der Rumpf wird, desto länger üben. Langsam steigern.

Dann Knie absetzen und sich auf die Fersen setzen.

Nachspüren:

In der Stellung des Kindes.

Varianten:

Sanfter: Die Knie auf dem Boden lassen.

Anspruchsvoller: Ein Bein gestreckt leicht anheben, dabei die Zehen nach unten strecken. Einige Atemzüge bleiben, danach die andere Seite üben.

Botschaft

Bretter verändern sich durch Einflüsse von außen, wie Regen, Wind und Wärme. Dabei verändert sich ihr Aussehen, ihre innere Stabilität jedoch bleibt. Auch wir sind immer wieder unterschiedlichen äußeren Einflüssen ausgesetzt, manchmal können wir sie voraussehen, manchmal kommen sie überraschend oder sogar in unerwünschter Weise auf uns zu. Wenn wir uns dabei allerdings auf unsere innere Kraftquelle und die innere Stabilität zurückbesinnen, können wir mit dem Fluss des Lebens mitgehen, ohne darin zu erstarren oder daran zu zerbrechen.

Im Brett spüren wir unsere Mitte besonders gut. Diese Mitte kann sowohl als körperliches als auch als energetisches Kraftzentrum angesehen werden. Wenn wir in unsere Mitte in der Bauchgegend hineinspüren, nehmen wir innere Kraft und Stabilität wahr. Wir spüren, wie sich in unserer Mitte eine unerschöpfliche Kraftquelle befindet. Diese Quelle steht uns jederzeit zur Verfügung. In Zeiten, in denen wir uns vielleicht müde, lustlos oder niedergeschlagen fühlen, können wir auf diese Quelle zugreifen und sie richtiggehend anzapfen. Diese Kraftquelle stärkt nicht nur unseren Körper, sondern auch Geist und Seele. So wird es möglich, unsere Aufgaben mit der nötigen Energie anzugehen.

GERTRUD HIRSCHI MEINT DAZU:

„Das Brett kann äußerst vielseitig verwendet werden (Kinderschaukel, Bachüberquerung, Einzäunung, Schiffs- und Hausbau usw.) und immer kommen dabei Haltekraft, Tragekraft, Stabilität, Schutz und Sicherheit zum Ausdruck. Interessanterweise verfügt das Brett über diese enorme Haltekraft nicht weil es starr und hart ist, sondern weil es über eine innere Dynamik verfügt, die sich der Belastung anpasst, indem sie entsprechend nachgibt – es biegt sich oder federt. Dieselbe Dynamik ist auch im Menschen vorhanden, wenn nicht Härte und Sturheit zum Zerbrechen führen. All diese Eigenschaften warten darauf, wahrgenommen und eingesetzt zu werden. „Ich kann, ich will, ich gebe nach – ich halte fest". Ein guter Vorsatz, der in der Bretthaltung gefasst werden kann!"

Affirmationen

- Ich zeige meine Stärken.

- Ich lasse meine Kraft zu.

- Ich nähre meine Stabilität.

Meditation

Sehen Sie vor sich ein Holzbrett in einem sorgfältig aufgeschichteten Bretterhaufen im Wald. Aus starken Bäumen wurden gleichmäßige Bretter gesägt und doch ist jedes Brett einzigartig. Fahren Sie mit den Händen über eines der Bretter. Spüren Sie dabei, wie die Zeit ihre Spuren hinterlassen hat. Schätzen Sie diese Spuren und nehmen Sie wahr, wie das Brett lebendig geblieben ist. Nehmen Sie auch die inneren Strukturen des Brettes wahr, wie diese von innen heraus Stabilität verleihen.

Hinweise für den Alltag

- Seien Sie stabil – für sich selbst und Ihre Mitmenschen.
- Achten Sie gut auf sich, nehmen Sie sich die nötige Zeit zur Stärkung Ihres Körpers und Ihres Geistes.
- Kultivieren Sie Dynamik. Nehmen Sie neue Herausforderungen und Aufgaben mit Freude an und vertrauen Sie dabei auf Ihre innere Stabilität.

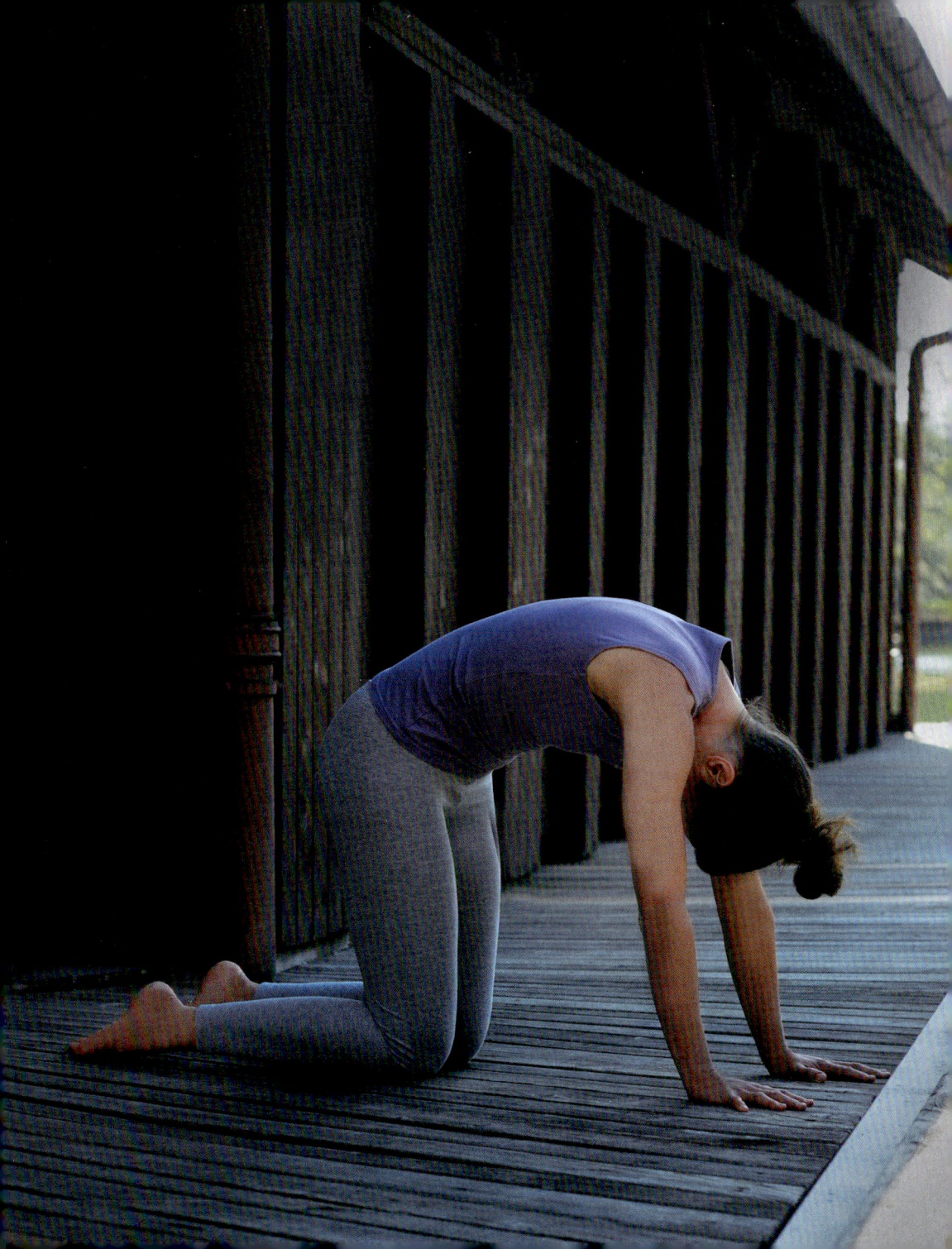

Katze – Marjariasana

Geschmeidig sein – Flexibilität entwickeln – Gemütlichkeit leben

Praxis

Vierfüßlerstand, auf den Händen und Knien stehend. Dabei befinden sich die Hände senkrecht unter den Schultergelenken. Die Finger leicht abspreizen und das Gewicht gleichmäßig auf die ganzen Handflächen verteilen.

Ausatmend einen Katzenbuckel machen. Den Kopf hängen lassen und die Wirbelsäule fest nach oben wölben.

Atmung und Dauer:

Bis zu 20 tiefe Atemzüge, dabei die Energie des Atems in den Rücken fließen lassen.

Einatmend wieder in den ursprünglichen Vierfüßlerstand zurückkommen.

Nachspüren:

Im Vierfüßlerstand mit geradem Rücken den Blick zum Boden gerichtet.

Varianten:

Rücken stärkend – diagonale Katze: Rechten Arm und linkes Bein ausstrecken. Einige Atemzüge lang in dieser Stellung bleiben, dann Arm und Bein wieder absetzen und die andere Seite üben. Danach kurz auf die Fersen absetzen, Oberkörper und Arme nach vorne strecken und den Rücken so in die Länge ziehen.

Dynamische diagonale Katze: Einatmend rechten Arm und linkes Bein ausstrecken, ausatmend wieder absenken. Einatmend die andere Diagonale üben. Mehrmals wiederholen und danach kurz auf die Fersen absetzen, Oberkörper und Arme nach vorne strecken.

Botschaft

Katzen haben eine flexible und geschmeidige Wirbelsäule und kräftige Muskulatur, was sie zu äußerst beweglichen Lebewesen macht. Sie sind gute Beobachter, analysieren Situationen ganzheitlich, indem sie ihre Intelligenz einsetzen, aber auch leise Einflüsse wahrnehmen, insbesondere scheinbar unauffällige Bewegungen von Objekten. Zudem sind Katzen schwindelfrei, besitzen einen stark ausgeprägten Gleichgewichtssinn und landen so immer auf den Pfoten.

Sie sind sanft in ihrer Wesensart und ziehen sich immer wieder zurück – verhalten sich unabhängig –, um danach mit frischer Energie wieder auf Menschen zuzugehen. Wenn sie sich bedroht fühlt, zeigt die Katze ihren Buckel, um ihren Unmut zu äußern. So lernen wir in der Katze ein Gleichgewicht zu finden zwischen aufmerksamer Aktivität und regenerierendem Rückzug. Wir beschließen selber, wann welche Phase angesagt ist – im Wissen, dass beides zum Leben gehört.

Wenn wir unseren Unmut kundtun wollen, weil uns jemand zu nahe kommt oder weil wir mit einer bestimmten Situation nicht einverstanden sind, tun wir dies deutlich und bestimmt, so wie die Katze ihren Buckel zeigt. Innerlich bleiben wir dabei unabhängig und lassen uns nicht von der Angst vor Kritik leiten. Wir stehen mit Anmut zu unseren Werten.

GERTRUD HIRSCHI MEINT DAZU:

„Laut dem Volksmund ist die Katze zäh und hat neun Leben. Sie hat kein Herrchen/Frauchen, sie hat Personal. Die Katze ist auch nicht zähmbar und hat etwas Wildes und Geheimnisvolles an sich. Sie weiß, was sie will, und setzt sich durch, bis sie es hat. Auch in uns lebt das Wilde und Unzähmbare – beides Eigenschaften, die wir nicht einfach wegpacken, sondern leben sollten. Die Katze ist ein Lebenskünstler und fällt, egal aus welcher Höhe, immer wieder auf ihre Füße bzw. Pfoten – also vertrauen auch wir unserer inneren Katze."

Affirmationen

- Ich bin anpassungsfähig.

- Ich nehme das Leben spielerisch.

- Ich komme immer wieder auf die Füße zu stehen.

Meditation

Stellen Sie sich vor, Sie liegen zusammengerollt unter einem Baum am Rande eines Feldes. Dann strecken Sie sich genüsslich und beginnen durchs Feld zu streunen. Sie spüren Leichtigkeit und Verspieltheit in Körper und Geist. Sie vertrauen darauf, dass sie Herausforderungen erkennen und entsprechend reagieren können. Neugierde und Lebensfreude treiben Sie auf Ihren Erkundungen an.

Hinweise für den Alltag

- Suchen Sie in unterschiedlichen Lebenssituationen die Gemütlichkeit.
- Seien Sie wachsam. Nehmen Sie Ihre Außenwelt aufmerksam wahr, um Anzeichen für Handlungsbedarf zu erkennen.
- Entdecken Sie die verspielten Seiten an sich.

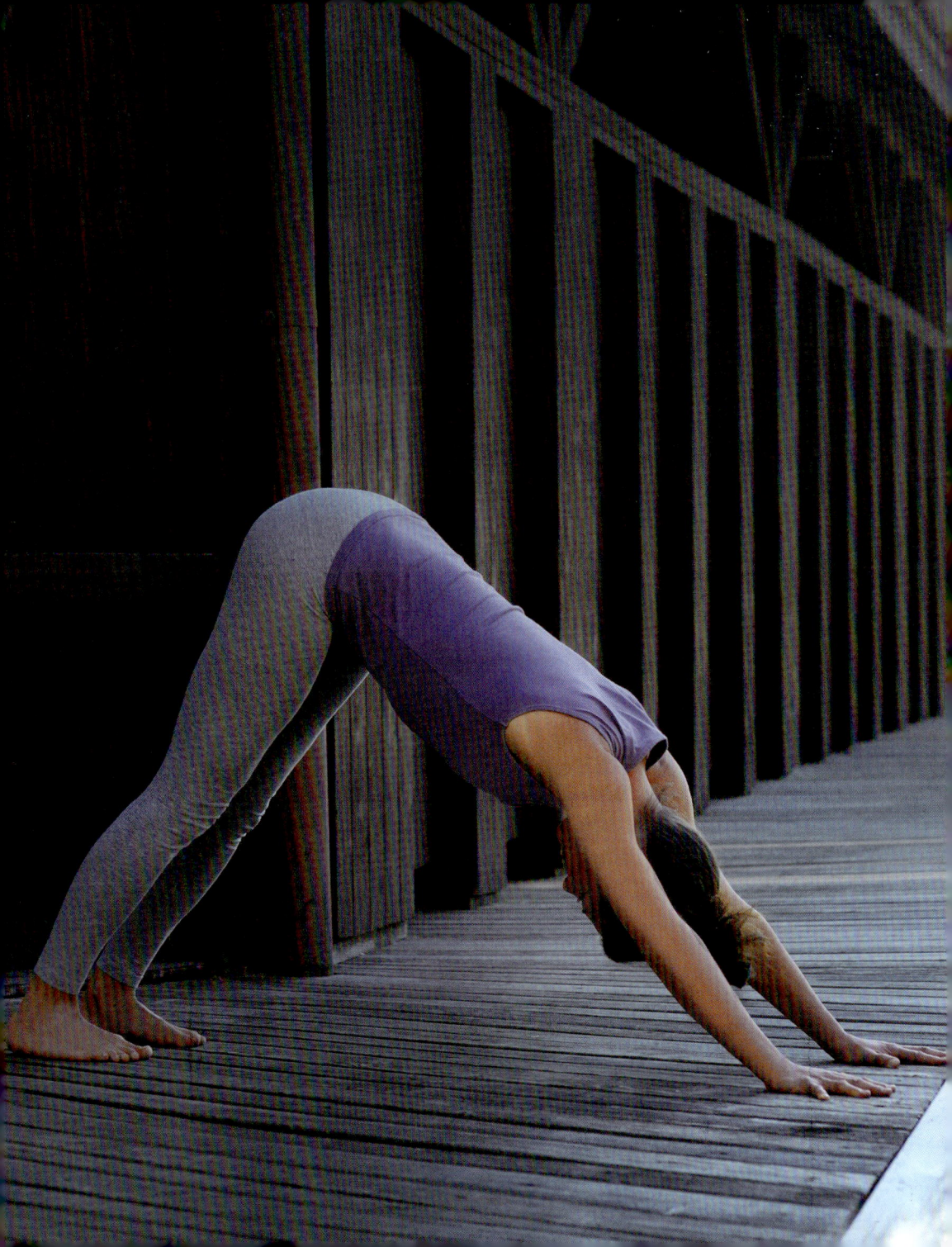

Hund – Adho Mukha Svanasana

Loyal sein – sich selbst akzeptieren – die Grenzen erkennen

Praxis

Vierfüßlerstand, auf den Händen und Knien stehend. Dabei befinden sich die Hände senkrecht unter den Schultergelenken. Zehen aufstellen und ausatmend Gesäß nach oben strecken. Arme stabil und gestreckt halten, Rücken lang. Kopf und Schultern Richtung Knie bewegen, sodass Arme, Kopf und Rücken eine Gerade bilden. Der Blick geht nach hinten zu den Füßen. Die Fersen Richtung Matte nach unten geben.

Atmung und Dauer:

Ruhig und gleichmäßig atmen. Solange im Hund bleiben, wie die Kraft in Armen und Schultern stabil gehalten werden kann.

Einatmend Knie wieder absetzen und in den Vierfüßlerstand zurückkommen.

Nachspüren:

Im Vierfüßlerstand.

Varianten:

Etwas anspruchsvoller: Ein Bein gestreckt nach hinten und oben strecken. Dann die andere Seite üben.

Etwas einfacher: Die Beine leicht gebeugt halten.

Spielerisch: Die Beine abwechselnd beugen und strecken.

Botschaft

Der Hund ist der treuste und loyalste Begleiter des Menschen. Viele Hunde spielen eine wichtige Rolle in unserer Gesellschaft: Blinden-, Spür-, Hirtenhunde. Und dennoch gibt es in der Umgangssprache negativ konnotierte Ausdrücke wie: sich hundeelend fühlen, ein armer Hund sein, ein Hundeleben führen und viele andere. Ist daher wirklich die Loyalität eines Hundes anzustreben für unsere Zufriedenheit?

Viel eher lädt uns der Hund ein, ein Gleichgewicht zwischen Loyalität und Blauäugigkeit zu finden und immer wieder zu spüren, ob wir diese Balance halten. Auch auf körperlicher Ebene kann uns diese Position lehren, unsere Grenzen zu akzeptieren und uns nicht zu überfordern, um einem Ideal zu folgen, sondern dem eigenen Empfinden für unseren Körper zu vertrauen, das uns vielleicht rät, die Knie etwas mehr zu beugen, um den Rücken besser strecken zu können. Auch hier gilt es, das Gleichgewicht und somit das Wohlbefinden immer wieder neu zu finden.

Einerseits ist es wichtig, dass wir zu den Menschen in unserem Umfeld stehen, sie unterstützen auf ihrem Weg und ihnen gegenüber Respekt zeigen. So stärkt unsere Loyalität diese Menschen und zugleich auch uns selbst. Andererseits soll es uns dabei gut gehen, wir wollen uns vor lauter Aufopferung nicht hundeelend fühlen. Wenn Grenzen erreicht sind, heißt es, diese zu kommunizieren und neue Lösungen und Wege zu finden. Denn die Loyalität, die der Hund uns lehrt, gilt auch uns selbst gegenüber. Erst wenn wir zu unseren Eigenheiten, Werten und Ideen stehen, werden wir wirklich stark.

GERTRUD HIRSCHI MEINT DAZU:

„Uneingeschränkte Loyalität, Standfestigkeit und Akzeptanz sind Eigenschaften, die den Hund, den treuen Freund des Menschen, auszeichnen. Was bedeuten diese drei Eigenschaften in Bezug auf uns selbst? Interessanterweise wird in der Hundeposition der Blasenmeridian aktiviert und der steht für Loslassen – jedes Wenn-und-Aber loslassen und standfest sich selbst die Treue halten, Loyalität zeigen und akzeptieren, wie wir sind und was das Leben uns bringt."

Affirmationen

- Ich übe mich in Loyalität.
- Ich bin mir selber gegenüber treu.
- Ich akzeptiere mich, genauso wie ich bin.

Meditation

Stellen Sie sich vor, Sie sind ein starker Hund mit einem liebevollen Besitzer. Sie sind lebendig und treu. Spüren Sie die Loyalität, die Sie anderen entgegen bringen und auch die Loyalität sich selbst gegenüber. Werden Sie sich bewusst, wie diese Loyalität Ihnen innere Kraft schenkt.

Hinweise für den Alltag

- Verhalten Sie sich gegenüber Menschen in Ihrer Umgebung loyal.
- Üben Sie sich immer wieder in Selbstakzeptanz.
- Seien Sie achtsam Ihren eigenen Grenzen gegenüber und kommunizieren Sie diese rechtzeitig.

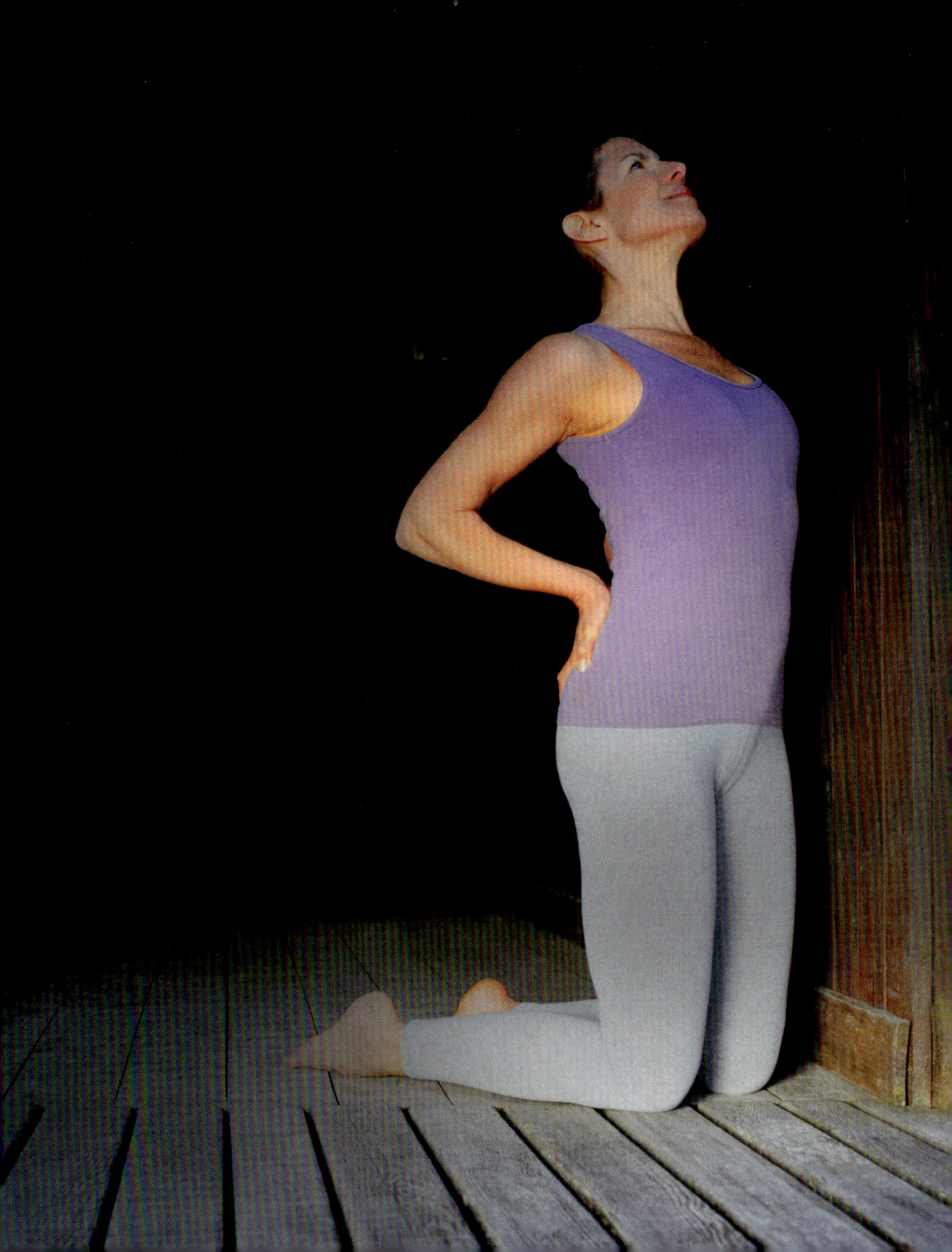

Kamel – Ushtrasana

Ausdauernd sein – das Herz öffnen – die Kraftreserven nutzen

Praxis

Kniestand. Hände aufs Gesäß legen. Oberkörper strecken und Ellenbogen hinten aufeinander zu ziehen. Bauchdecke anspannen. Ausatmend den Oberkörper leicht nach
hinten beugen und schräg nach oben schauen. Im oberen Brustbereich (Herzchakra)
soll eine leichte Öffnung spürbar werden.

Atmung und Dauer:

In die Öffnung im Herzbereich hinein atmen. Dabei noch mehr Weite im Herzen entstehen lassen. Solange im Kamel bleiben, wie Sie an der Herzöffnung
arbeiten möchten, sicherlich 6 Atemzüge.

Einatmend den Oberkörper wieder anheben.

Anschließend das Gesäß kurz hinten auf die Fersen absetzen.

Nachspüren:

Im Kniestand, Arme nach unten nehmen.

Variante:

Etwas einfacher: Oberkörper aufgerichtet lassen und geradeaus schauen.

Botschaft

Kamele gehen lange Wegstrecken bei großer Hitze geduldig und ausdauernd und tragen obendrein oftmals schwere Lasten. Dabei sind sie beständig und wirken unbeirrbar. Stets wissen sie mit ihren Wasserreserven haushälterisch umzugehen.

Ebenso lernen wir im Kamel, unsere Kräfte gemäßigt für unsere Ziele einzusetzen und achtsam damit umzugehen. Auch spüren wir, dass wir aus uns selbst heraus immer wieder Kraftreserven aufbauen können. Wenn wir geduldig und genügsam sind, wird uns immer genügend Energie für unsere Aufgaben zur Verfügung stehen. Das Kamel regt uns an, unsere Kraft nicht für Unwichtiges zu verschwenden, sondern stets das größere Ziel vor Augen zu halten und dieses beständig zu verfolgen. Die Asana unterstützt uns zudem dabei, unsere Herzensenergie zu aktivieren, da wir unseren Herzbereich öffnen. Wenn wir in diesen Bereich hineinspüren, erkennen wir, dass auch unsere Herzensenergie ein Kraftreservoir darstellt, aus dem wir Liebe sowohl für uns selbst als auch für unsere Mitmenschen schöpfen können. Einerseits können wir mit unserer Liebe andere unterstützen. Andererseits hilft uns die Liebe, die wir uns selbst zukommen lassen, unsere Bedürfnisse und Wünsche zu erkennen und diesen anschließend mit Beständigkeit und Ausdauer nachzugehen.

GERTRUD HIRSCHI MEINT DAZU:

„Das Kamel steht für Genügsamkeit, Bescheidenheit und Pflichterfüllung. Wer in der Genügsamkeit und Bescheidenheit lebt, vereinfacht sein Leben im Wesentlichen. Sich tagtäglich auf die echten Bedürfnisse besinnen und einlassen, alles Unnötige weglassen, sich auf das Wesentliche konzentrieren – und der meiste selbstverursachte Stress schmilzt dahin und alles wird leichter."

Affirmationen

- Ich öffne mein Herz mir selber und meinen Mitmenschen gegenüber.
- Ich liebe mich.
- Ich bin reine Liebe.

Meditation

Spüren Sie in Ihr energetisches Herzzentrum im oberen Brustbereich hinein. Stellen Sie sich vor, dass eine wunderbare Blume aus dem Herzzentrum herauswächst und Liebe verströmt. Die Liebe fließt zu Ihnen selbst und erfüllt Ihren ganzen Körper – alle Zellen – mit Liebe. Diese Liebe strömt gleichermaßen aus Ihnen heraus zu anderen Menschen in Ihrem Umfeld. Die Liebe erreicht sogar Menschen, die Sie gar nicht kennen. Ein unendlicher Strom an Liebe fließt aus der Blume aus Ihrem Herzzentrum heraus.

Hinweise für den Alltag

- Gehen Sie mit Ihren Kräften haushälterisch um: Erkennen Sie Ihre Grenzen und scheuen Sie sich nicht davor, diese zu kommunizieren.
- Gehen Sie mit der Aufmerksamkeit ganz bewusst in Ihr Herzzentrum, bevor Sie ein Gespräch mit einer anderen Person beginnen.
- Praktizieren Sie Selbstliebe: Denken Sie positiv über sich selbst und lassen Sie sich liebevolle Gedanken zukommen.

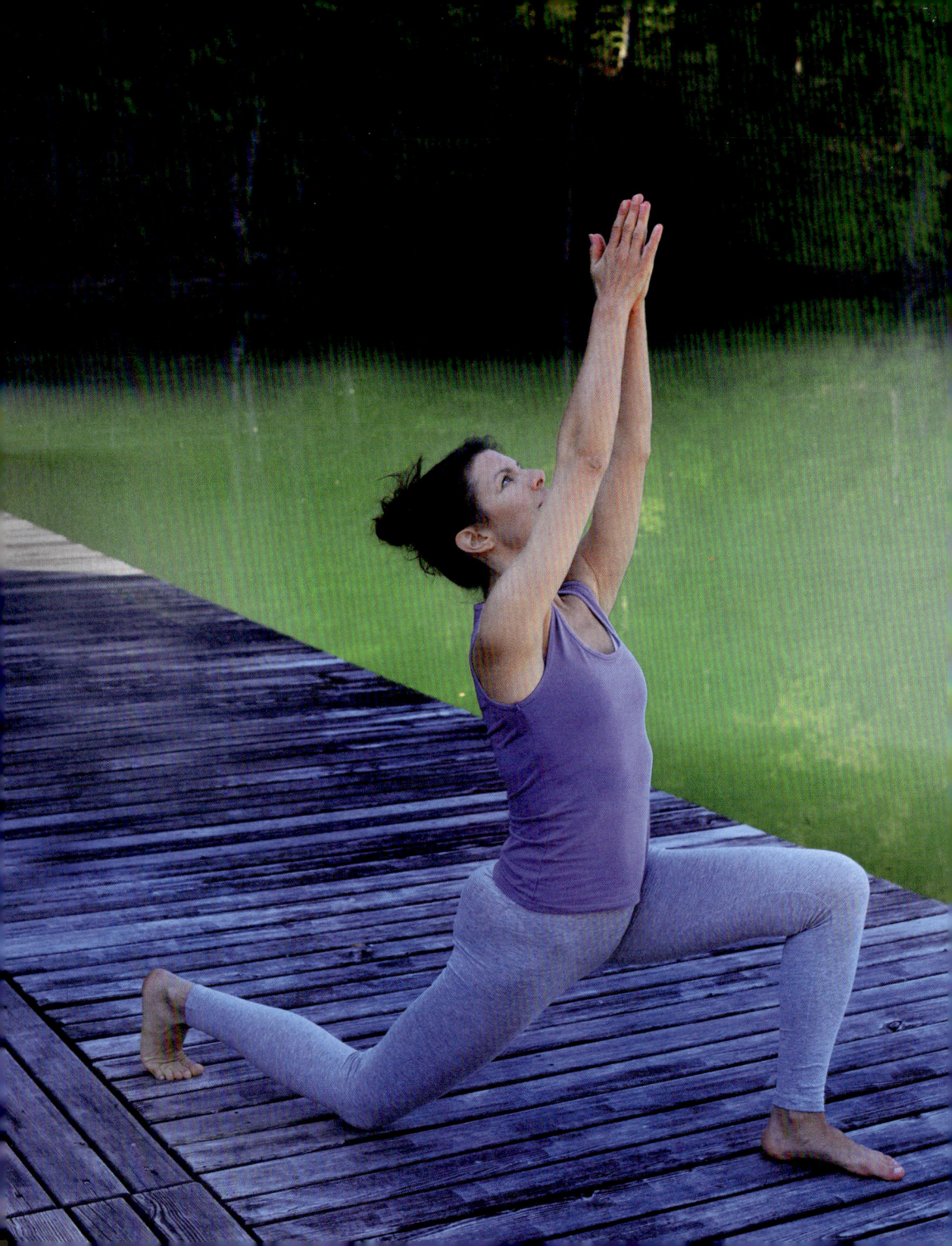

Halbmond – Anjaneyasana

Innere Weisheit einsetzen – höheres Wissen aktivieren – das innere Licht strahlen lassen

Praxis

Kniestand. Mit dem linken Bein einen großen Schritt nach vorne machen. Die Arme nach oben strecken, die Handflächen berühren sich. Bauch anspannen und ausatmend den Oberkörper leicht nach hinten beugen. Zu den Händen schauen.

Atmung und Dauer:

Tief bis in den Bauch atmen, 5 bis 10 Atemzüge lang.

Einatmend den Oberkörper wieder aufrichten und die andere Seite üben.

Anschließend das Gesäß kurz hinten auf die Fersen absetzen.

Nachspüren:

Im Fersensitz.

Varianten:

Etwas einfacher: Oberkörper aufgerichtet lassen und geradeaus schauen.

Dynamisch: Einatmend den Oberkörper leicht nach hinten beugen, ausatmend wieder aufrichten. Mehrmals wiederholen.

Etwas anspruchsvoller: Das hintere Bein strecken, dabei das Knie vom Boden lösen.

Botschaft

Der Halbmond ist nach dem indischen Affengott Hanuman (oder Anjaneya) benannt. Er soll in dieser Stellung (ab und an wird sie auch als Spagat dargestellt und geübt) einen riesigen Sprung über das Meer von Indien nach Sri Lanka gemacht und so eine übermenschliche Leistung vollbracht haben.

Wann ist es uns Menschen möglich, Riesenschritte zu tun, was braucht es dazu? Wir müssen in allen inneren und äußeren Veränderungen in allen Lebensbereichen immer wieder unser Gleichgewicht finden. Wie die Phasen des Mondes ist auch alles in unserem Leben immer dem Wandel unterworfen. Je mehr wir uns dieser Erkenntnis hingeben, desto leichter werden wir das Gleichgewicht immer wieder aufs Neue finden. Was uns wiederum hilft, unsere Kräfte zu bündeln und die übergeordneten Ziele nicht aus den Augen zu verlieren.

Dabei gilt es, unser Wissen, das wir uns über die Jahre angeeignet haben, verantwortungsvoll einzusetzen, dieses zu erweitern und stetig nach höherem Wissen aus unserer Intuition zu streben. Der Mond repräsentiert genau dieses höhere Wissen. Gleichzeitig steht er auch für Ruhe, Stille, Sanftmut und Feingefühl. Diese Qualität

GERTRUD HIRSCHI MEINT DAZU:

„Wer die Sichel des Mondes, die oft in einen zauberhaften Lichtschimmer gebettet ist, am Sternenhimmel betrachtet, wird sich kaum darüber ärgern, dass nur die eine Hälfte des Mondes sichtbar ist. Nein, er wird die Sichel als das betrachten, was sie ist. Er wird sich auf ihre Einzigartigkeit und Schönheit einlassen – und er wird sich bewusst sein, dass immer mehr da ist als das, was offensichtlich ist. Die Sichel hat auch immer etwas Geheimnisvolles an sich. Auch im Leben wird oft übersehen, was da ist, weil die Wahrnehmung und der Fokus auf das gerichtet sind, was nicht vorhanden ist. Muss das so sein? Denken wir nur an die Natur oder die Mitmenschen, die uns zugetan sind, dann sind wir doch umgeben von Güte, Schönheit und Reichtum – lassen wir uns voller Zufriedenheit und Dankbarkeit darauf ein. Richten wir unsere Aufmerksamkeit immer auf das, was an Gutem und Schönem uns umgibt, so ist unser Leben reich und erfüllt."

sollten wir in unser Denken und unsere Handlungen integrieren. Dann werden große Schritte möglich.

Der Mond strahlt kein eigenes Licht aus, sondern reflektiert das Licht der Sonne. So werden wir in dieser Stellung transparent für unser inneres Licht, das eine Reflektion des universellen Lichtes ist.

Affirmationen

- Ich trage mein inneres Wissen nach außen.
- Ich handle gemäß meiner inneren Weisheit.
- Ich öffne mich dem höheren Wissen gegenüber.

Meditation

Stellen Sie sich vor, Sie sitzen in einer warmen Sommernacht an einem schönen Ort in der Natur und betrachten die leuchtende Mondsichel. Sie spüren die Kraft und die Ausstrahlung des Mondes mit Ihrem ganzen Wesen. Sie nehmen wahr, dass er Sie einlädt, sich Ihrer eigenen Kraft und Weisheit vermehrt bewusst zu werden und danach zu handeln.

Verbinden Sie sich mit der Kraft und der Weisheit des Mondes.

Hinweise für den Alltag

- Handeln Sie stets gemäß Ihrer inneren Weisheit.
- Setzen Sie Ihr Unterscheidungsvermögen ein.
- Lassen Sie sich immer wieder von Weisheitslehrern inspirieren.

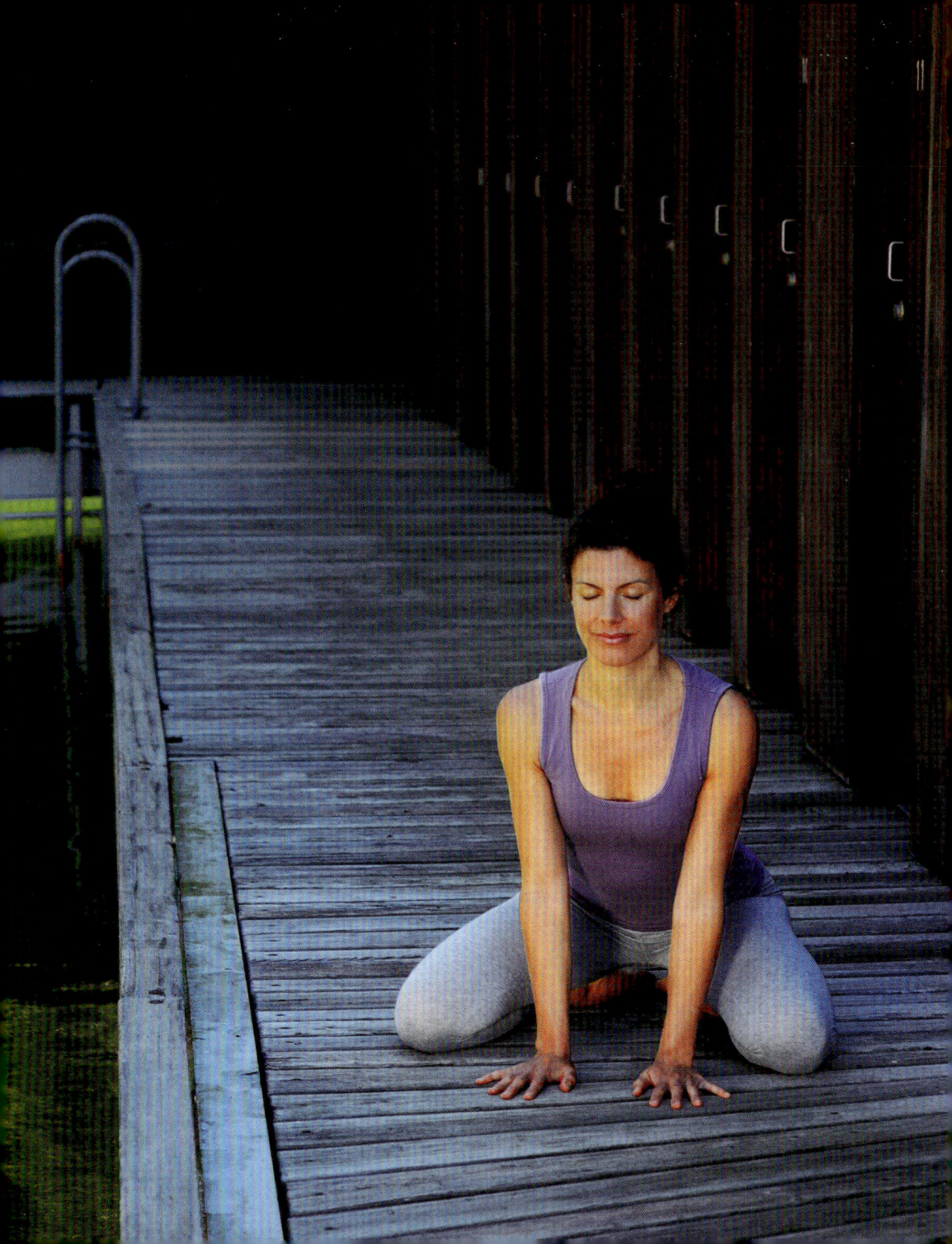

Löwe – Simhasana

Kraft spüren – sich ausdrücken – für das Gute kämpfen

Praxis

Fersensitz, Knie auseinander geben. Die Hände zwischen den Knien absetzen, die Finger leicht spreizen. Der Rücken ist gerade, dazu das Steißbein etwas nach vorne ziehen. Der Blick geht geradeaus, dann Augen schließen.

Atmung und Dauer:

5 bis 10 Atemzüge tief atmen und spüren, wie mit jedem Atemzug noch mehr Kraft in Ihren Körper hineinströmt.

Knie zueinander bringen und in den Fersensitz kommen.

Nachspüren:

Im Fersensitz. Die Hände in den Schoß legen.

Varianten:

Wild: Die Zunge herausstrecken und die geöffneten Augen nach oben drehen.

Die Energie stark anregend: Zuerst 10 Atemzüge etwas länger aus- als einatmen, dann 10 Atemzüge länger einatmen.

Laut: Das Gebrüll des Löwen hörbar machen: „Aaahhhhh!"

Botschaft

Der Löwe ist der König der Tiere, er zeigt sich in jeder Lebenslage kraft- und würdevoll. Der Löwe kämpft nur, wenn es nötig ist, um sein Rudel zu verteidigen. Danach legt er sich wieder zur Ruhe und regeneriert sich. Er kämpft nicht um des Kämpfens willen, sondern aus gutem Grund. Seine Ruhepause gönnt er sich gezielt, denn er weiß seine Kräfte einzuteilen. Seine innere Stärke zeigt sich auch darin, dass er über seinen Charakter und seinen Geist herrscht. Der Löwe brüllt mit klarer Absicht. Oft geht es darum, seine Grenzen zu verteidigen, sich Respekt zu verschaffen oder seine Meinung kund zu tun. Dieses Brüllen können wir während der Übung ausprobieren: Der Löwe ist die einzige Asana, die wir als Variante mit einem Ton kombinieren.

Diese Stellung fordert uns auf, unsere ureigene Kraft wahrzunehmen und konstruktiv mit ihr umzugehen. So lässt der Löwe uns unsere Wildheit und Stärke zeigen. Worte, die vielleicht seit längerem unterdrückt sind, kommen raus, auch Schreie dürfen gehört werden. Die Übung regt uns an, ab jetzt unsere Meinung nicht mehr zu unterdrücken, sondern einen geeigneten Weg zu finden, diese kraftvoll und angemessen auszudrücken.

GERTRUD HIRSCHI MEINT DAZU:

„Der königliche Löwe, ein Tier, das Würde ausstrahlt und Angst einflößt. In jeder Situation die Würde wahren und die Würde des Nächsten, ob Mensch oder Tier, respektieren. Auch dem Yogi ist die Würde heilig und Mansoor, ein bekannter Yogameister lehrt: Ein Yogi hastet und hetzt nicht, er schreitet und offenbart in seiner Haltung stets seine natürlich angeborene Würde. Ein besonnener und innerlich gefestigter Mensch strahlt diese Würde aus. Die Würde kostet nichts und ist doch unbezahlbar und das edelste Gut des Menschen."

Affirmationen

- Ich bin körperlich, geistig und emotional stark.
- Ich setzte meine Kraft für das Gute ein.
- Ich stehe zu meiner Meinung.

Meditation

Stellen Sie sich vor, Sie sind ein Löwe in der Savanne. Ihr Leben zeichnet sich durch ein ausgewogenes Verhältnis von Ruhe und Aktivität aus. Ihre Aktivität kommt aus Ihren inneren Überzeugungen heraus. Sie handeln gewandt und mit der nötigen Intensität. Sie sind jederzeit bereit, für das Gute zu kämpfen, und vertrauen darauf, dass Sie die notwendige Kraft dazu haben.

Hinweise für den Alltag

- Wenden Sie Ihre Kräfte für diejenigen Dinge auf, die Ihnen wirklich wichtig sind.
- Erkennen Sie Ihre Grenzen und teilen Sie diese, wenn nötig, Personen in Ihrem Umfeld mit. Lernen Sie Nein zu sagen, wenn Ihnen etwas zu viel ist.
- Drücken Sie Ihre Meinung aus, auch wenn Sie wissen, dass nicht alle diese teilen.

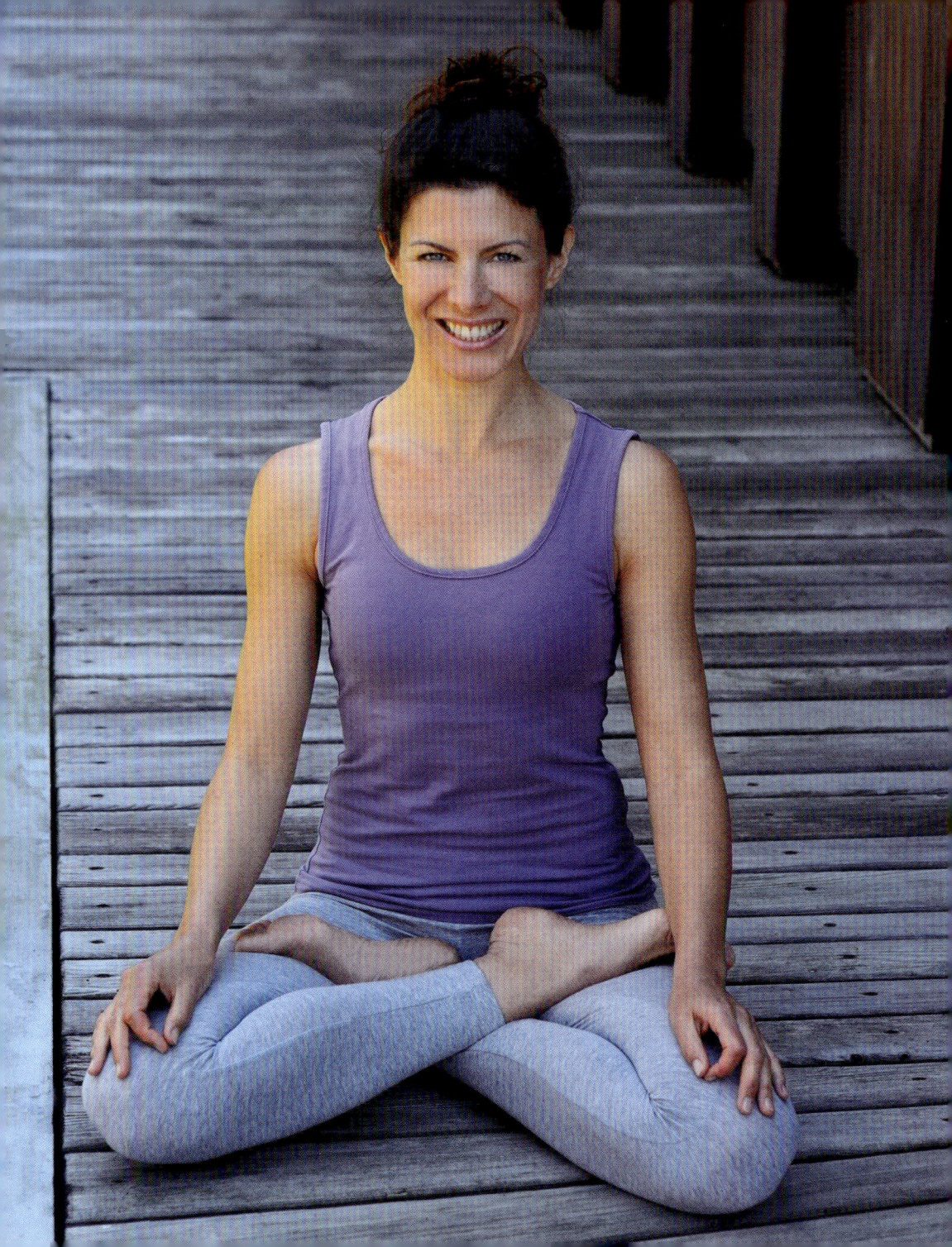

Lotussitz – Padmasana

Auftauchen – sich nach dem Licht ausrichten – klar sein

Praxis

Langsitz, d. h. die Beine nach vorne ausgestreckt. Das linke Bein beugen und den Fuß mit dem Fußrücken auf den rechten Oberschenkel legen. Dann den rechten Fuß über das linke Schienbein anheben und mit dem Fußrücken auf den linken Oberschenkel legen. Die Wirbelsäule bleibt aufrecht, die Schultern entspannt. Die Hände in Jnana Mudra, der Geste des Wissens (Daumen- und Zeigefingerkuppen berühren sich, Handinnenflächen zeigen nach unten), auf die Knie legen.

Atmung und Dauer:

Tief und bequem atmen und dabei die Stabilität in Körper und Geist spüren. So lange im Lotussitz bleiben, wie es angenehm ist. Dabei die Lotusmeditation oder eine andere Meditation praktizieren, da der Lotussitz eine klassische Meditationshaltung ist.

Nachspüren:

Im Langsitz. Die Hände hinter dem Gesäß aufstützen.

Varianten:

Ausgleichend: Die andere Seite üben, d. h. mit dem rechten Bein beginnen.

Etwas einfacher: Halber Lotus: nur einen Fuß auf den Oberschenkel legen, sodass der andere Fuß unter dem Knie liegt.

Noch einfacher: in den Schneidersitz setzen.

Eine hüftöffnende Übung als Vorbereitung: Dabei das linke Bein ausgestreckt lassen, den rechten Fuß auf den linken Oberschenkel legen und den rechten Unterschenkel von unten mit beiden Händen leicht anheben und nach rechts schieben und dann wieder sanft nach links ziehen, sodass die Bewegung im

Hüftgelenk spürbar wird. 5- bis 10-mal wiederholen. Dann die andere Seite üben.

Botschaft

Die Lotusblüte wurzelt im Schlamm, der Stängel wächst durch das trübe Wasser nach oben und die weiße oder rosafarbene Blüte kommt schließlich ans Licht. Der Lotus lädt uns ein, dieser Ausrichtung auch in unserem Leben zu folgen. Wir streben immer nach oben und richten uns nach dem Licht aus. Auch in den Wirbeln des Lebens halten wir den Kopf über Wasser und den Geist ruhig und stabil.

Ab und an wird uns der Schlamm dieser Welt begegnen. Wir kommen in Situationen, die sich schlecht anfühlen oder uns dreckig scheinen. Hier fordert der Lotus uns auf, über uns selbst hinauszuwachsen und uns aus dem Schlamm zu befreien. Dies kann eine Anstrengung erfordern oder Unsicherheit in uns hervorrufen, doch wir sollten das Ziel vor Augen behalten, nämlich an die Wasseroberfläche zu gelangen und dort zu blühen.

Natürlich begegnen wir auch immer mal wieder unseren eigenen schlammigen Seiten, den Dingen, die in uns noch geklärt werden wollen. Wenn wir auch hier stetig nach oben wachsen, dann wird unser inneres, ureigenes Wesen – unsere Essenz – sichtbar und wir erheben uns über den Schlamm.

GERTRUD HIRSCHI MEINT DAZU:

„Das Leben und seine Turbulenzen bringen es mit sich, dass man immer wieder seine eigene Mitte verlässt. Körperlich, gedanklich und emotional ist man mit allem Möglichen beschäftigt und man entfernt sich immer weiter von sich selbst. Der Lotussitz bewirkt durch seine zentrierte, ausgeglichene und aufrechte Körperhaltung, die man dabei einnimmt (wobei auch sämtliche Körpersysteme ausbalanciert werden), dass man dabei wieder zur eigenen Mitte findet. Daraus entstehen Gleichmut, Gelassenheit und die nötige Klarheit, um die Herausforderungen des Lebens anzugehen und erfolgreich zu meistern."

In der Hatha-Yoga-Pradipika wird diese Stellung der Zerstörer allen Leidens genannt. Somit wird der Lotus zum Symbol für Reinheit und Entfaltung und regt uns an, uns über die dunklen Seiten hinaus zu erheben.

Affirmationen

- Ich strebe immer nach dem Licht.
- Ich weiß, dass ich über mich selbst hinauswachsen kann.
- Ich lasse mein inneres Wesen zur Blüte kommen.

Meditation

Stellen Sie sich vor, Sie selbst seien eine helle Lotusblüte. Sie haben sich aus dem Schlamm erhoben, sind stetig nach oben gewachsen, um jetzt zu blühen. Sie richten sich kontinuierlich zum Licht aus, unaufhörlich, immer wieder und unter allen Umständen. In jeder Situation, in die Sie kommen, erinnern Sie sich immer wieder daran, dass Ihre Lotusblüte blühen und sich dem Licht zuwenden will.

Hinweise für den Alltag

- Erkennen Sie die dunklen Seiten in Ihrem Leben und erkennen Sie diese an.
- Verpflichten Sie sich innerlich klar dazu, über diese dunklen Seiten hinauszuwachsen.
- Überprüfen Sie in konkreten Situationen immer wieder Ihre Handlungen und fragen Sie sich, ob diese Ihnen helfen, sich nach dem Licht auszurichten.

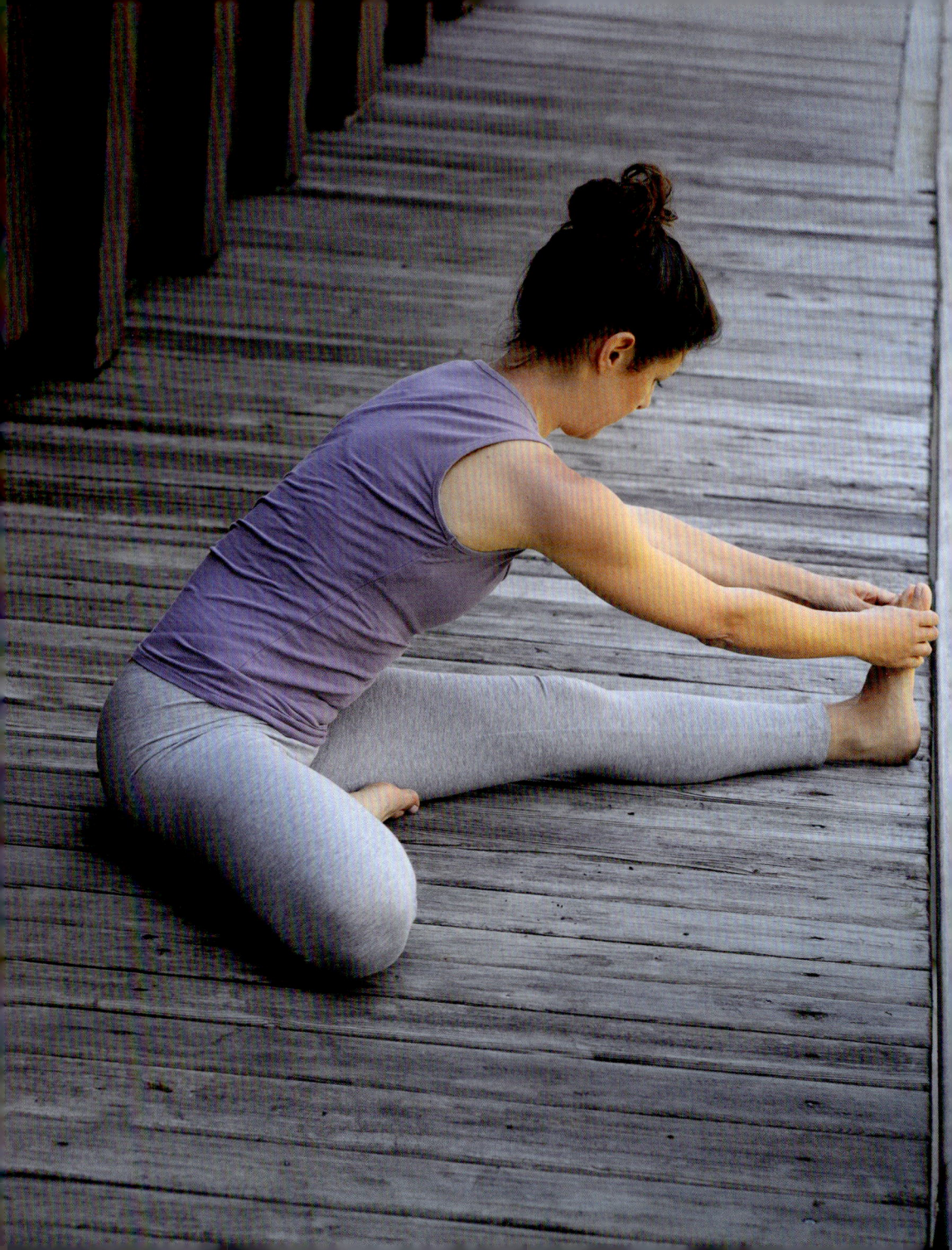

Großes Siegel – Mahamudra

Im Fluss sein – Blockaden lösen – sichtbar sein

Praxis

Langsitz. Gesäß mit beiden Händen nach hinten ziehen. Den rechten Fuß an die Innenseite des linken Oberschenkels legen. Sich leicht nach links drehen und ausatmend über das linke Bein beugen. Mit beiden Händen die Zehen fassen. Das Kinn leicht anziehen.

Atmung und Dauer:

Ungefähr 8 bis 12 Atemzüge lang ruhig und gleichmäßig atmen. Eventuell nach jedem Ausatmen eine Atempause einlegen.

Einatmend den Oberkörper langsam aufrichten und die andere Seite üben.

Anschließend beide Füße aufstellen und die Stirn auf die Knie legen.

Nachspüren:

Im Langsitz. Beide Hände hinter dem Gesäß aufstützen.

Varianten:

Etwas einfacher: Die Hände auf dem Oberschenkel oder dem Unterschenkel lassen.

Stark die Energie anregend: Anstatt den rechten Fuß an den Oberschenkel zu legen, darauf sitzen, sodass die rechte Ferse auf den Damm drückt. Beide Seiten gleich lang üben.

Botschaft

Im großen Siegel wird der Energiefluss in Körper und Geist stark angeregt. Mudra bedeutet ‚Siegel' und weist uns darauf hin, dass wir mit unserer Körperhaltung etwas besiegeln wollen. Da diese Übung zudem das große Siegel ist, wird die weitreichende Bedeutung dieser Haltung deutlich: Wir besiegeln die Absicht, uns mit dem universellen Bewusstsein zu vereinigen. Dies fällt uns umso leichter, je mehr sich unsere körperlichen, geistigen und emotionalen Blockaden auflösen. Der angeregte Energiefluss im großen Siegel unterstützt uns dabei, genau diese inneren Verengungen zu lösen. Alles, was bislang nicht im Fluss war, kommt wieder in den Fluss.

Das große Siegel fördert zudem subtilere Wahrnehmungen. Dies führt dazu, dass wir Lösungen finden, die wir uns nicht ausdenken oder auf rationalem Wege ableiten können. Die Stellung lädt uns ein, die leisen Hinweise und Signale zu hören und uns darauf einzulassen. So werden große, zuversichtliche Schritte möglich. Ferner fordert das große Siegel uns auf, uns voll und ganz auf unser Potenzial einzulassen und nichts zurückzuhalten: weder Fähigkeiten noch Ideen oder Wünsche.

In der Hatha-Yoga-Pradipika wird sogar gesagt, dass der äußerst geübte Mahamudra-Praktizierende Gift zu sich nehmen kann, ohne davon beeinträchtigt zu werden. Was uns auch geschieht, wir sind beschützt.

GERTRUD HIRSCHI MEINT DAZU:

„Mahamudra – das große Siegel – ist eine Schlüsselstellung des Yoga und wird schon in der Hatha-Yoga-Pradipika, einer der ältesten Yogaschriften, erwähnt. Hier geht es um die Erweckung der Kundalini und um die Basis der feinstofflichen Energie, deren Bahnen durch die Wirbelsäule und neben ihr entlangströmen.

Affirmationen

- Ich kultiviere positive Gefühle.
- Mein Leben ist im Fluss
- Ich trage meine Fähigkeiten in die Welt.

Meditation

Spüren Sie die Energie, die in Ihrem Körper fließt. Werden Sie sich bewusst, dass Sie mit einer klaren Absichtserklärung und Ihrer Vorstellungskraft den Energiefluss anregen können. Lassen Sie also die Energie an denjenigen Stellen im Körper vermehrt fließen, wo Sie dies als sinnvoll erachten. Lassen Sie diese Energie auch Ihren ganzen Geist durchströmen und nehmen Sie wahr, wie sich alle Blockaden lösen.

Hinweise für den Alltag

- Beginnen Sie den Energiefluss in Ihrem Körper zu spüren – je länger, je deutlicher. Halten Sie einfach immer wieder mal inne und nehmen die sanften, strömenden Bewegungen im Körper wahr.
- Verpflichten Sie sich innerlich, allfällige Blockaden zu lösen – im Körper wie auch im Geist.
- Tragen Sie Ihre Fähigkeiten nach außen. Setzen Sie Ihre Talente in spezifischen Aktivitäten und Projekten ein.

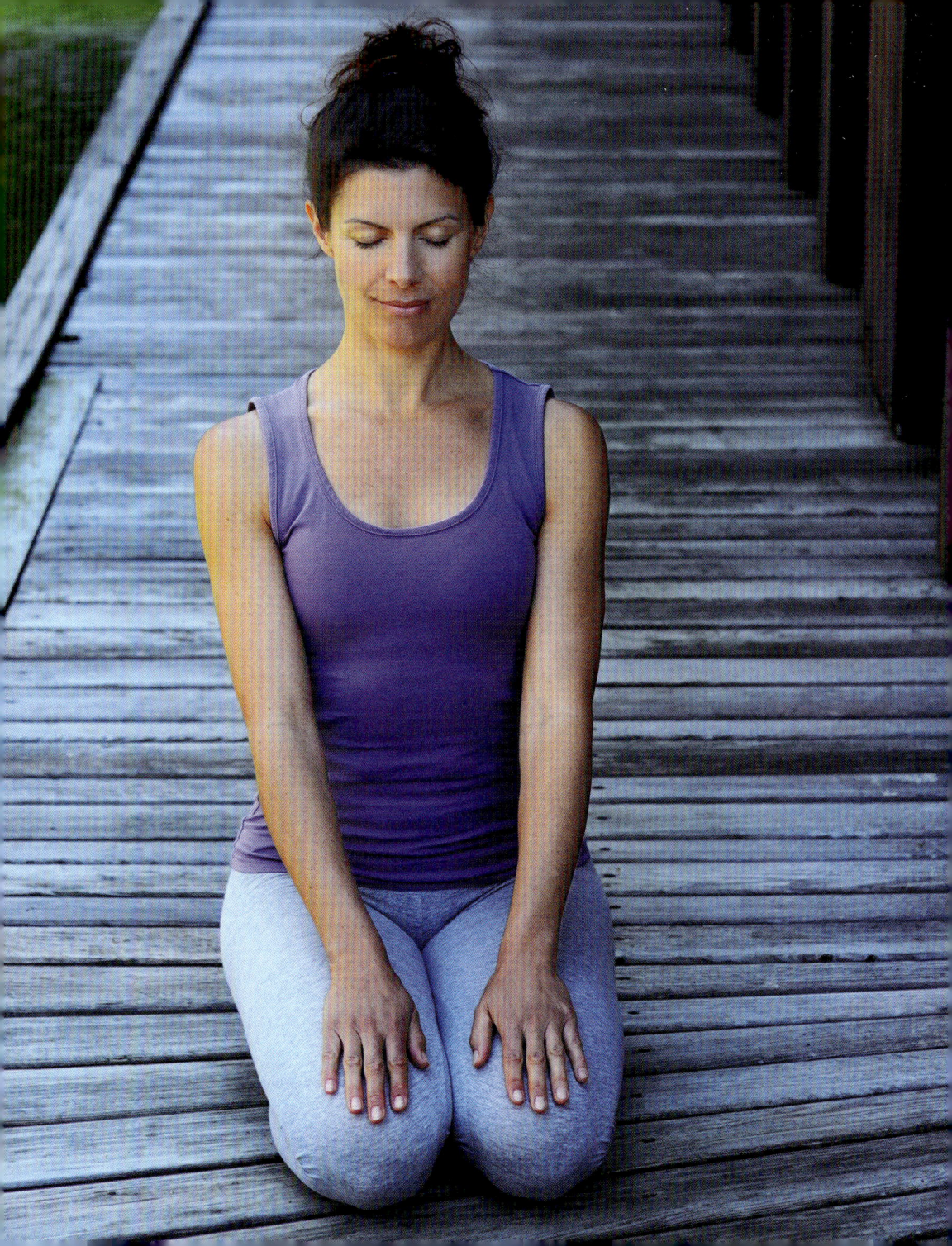

Diamantsitz – Vajrasana

Klar sein – die Vollkommenheit spüren – strahlen

Praxis

Kniestand. Die Füße so nebeneinander legen, dass sich die Knöchel und die großen Zehen berühren. Die Fußrücken sind am Boden. Auf die Fersen absetzen. Die Hände auf die Knie legen, die Arme sind gestreckt. Die Wirbelsäule ist aufgerichtet. Die Augen schließen.

Atmung und Dauer:

Der Atem fließt ruhig und gleichmäßig. So lange im Diamantsitz bleiben, wie Sie möchten.

Nachspüren:

Im Langsitz. Die Hände hinter dem Gesäß aufstützen.

Variante:

Sanfter für die Knie: Ein Kissen zwischen die Fersen legen und das Gesäß darauf absetzen.

Etwas anspruchsvoller: Die Zehen aufstellen und die Fußsohlen dehnen durch das Gewicht des Beckens auf den Fersen.

Botschaft

Der Diamant ist der edelste aller Steine. Er ist klar, transparent und voller Glanz. Zudem steht er für Unzerstörbarkeit und symbolisiert die seelische Ganzheit. Im Diamantsitz sammeln und bündeln wir all unsere Kräfte. Dadurch wird unser Geist wachsam und konzentriert und wir können das Wesentliche erkennen. Die Asana erscheint vielleicht ganz schlicht und zeigt uns durch diese Einfachheit, dass es nichts Kompliziertes bedarf, um vollkommen zu sein. Diese kompakte und stabile Körperform macht es uns leicht, zur Ruhe zu kommen und uns auf die Qualität unseres Atems zu besinnen, der unsere Wirbelsäule wie von selbst aufrichtet.

Die Transparenz des Diamanten deutet darauf hin, dass keine Täuschungen mehr bestehen und wir klare Einsichten erhalten. Stellen wir in einem solchen Moment der Klarheit die große Frage: „Wer bin ich?" fällt es einfacher, die Antwort zu erkennen, da der Geist nicht mehr vernebelt ist von oberflächlichen Vorstellungen, wie „ich bin groß, ich bin jung, ich bin Akademiker, ich bin sportlich" und vielem mehr. Wir sehen nur noch das Reine, Vollkommene. Unser eigener Diamant – unsere Essenz – kommt zum Strahlen und wir erkennen, wer wir wirklich sind. In der Folge zeigt sich diese innere Vollkommenheit auch im Außen.

GERTRUD HIRSCHI MEINT DAZU:

„Der Diamantsitz ist ein Botschafter des Erdreichs. Er steht einerseits für die innere Aufrichtung, eine gefestigte Ruhe und Widerstandskraft (wie der Fels in der Brandung). Andererseits symbolisiert er Transparenz und Klarheit. In yogischen Schriften wird vom geschliffenen Diamanten gesprochen: Das Geschliffenwerden ist für den Diamanten sicher schmerzhaft und so ist es auch für die Seele – wenn sie gereinigt und auf Hochglanz poliert wird – aber nur so kann sich das kosmische Licht in ihr spiegeln."

Affirmationen

- Ich bin innerlich klar und stark.
- Ich lasse mein Inneres nach außen strahlen.
- Ich bin vollkommen.

Meditation

Spüren Sie in sich hinein und nehmen Sie in Ihrem Innersten einen Diamanten wahr. Dieser edle Stein enthält alle Ihre wunderbarsten Eigenschaften. Lassen Sie sich voll und ganz auf diesen edlen Diamanten ein und erleben Sie, wie Ihr inneres Licht immer mehr nach außen strahlt.

Hinweise für den Alltag

- Sammeln Sie sich immer wieder ganz bewusst innerlich vor einem Gespräch oder bevor Sie mit einer Arbeit anfangen.
- Zeigen Sie Ihre Standhaftigkeit: Sprechen und handeln Sie klar und weichen Sie nicht von den Werten ab, die Ihnen wichtig sind.
- Machen Sie Ihr Innerstes sichtbar, indem Sie einen persönlichen Kommunikationsstil pflegen.

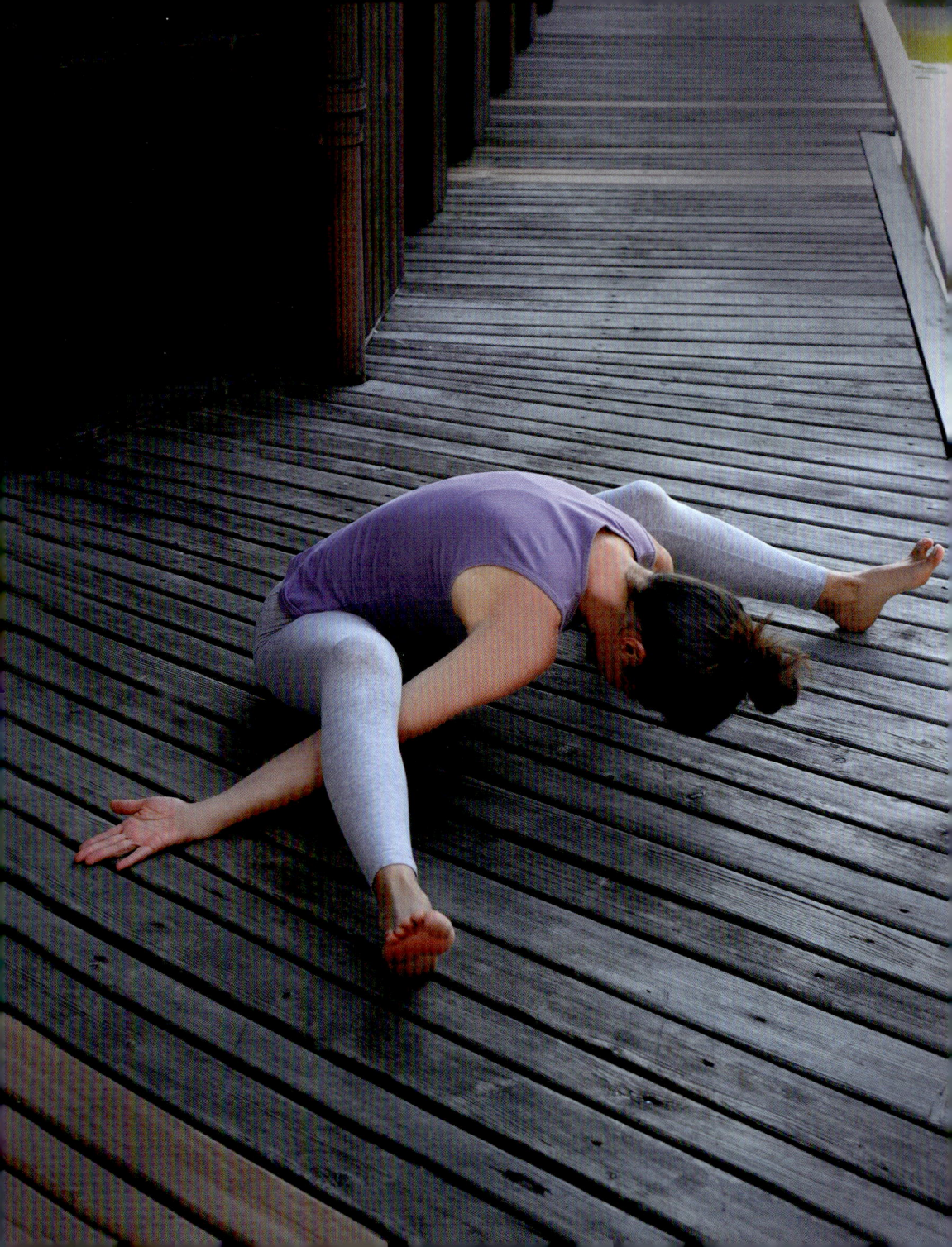

Schildkröte – Kurmasana

Aufmerksamkeit nach innen richten – die innere Ruhe spüren – Zuversicht entwickeln

Praxis

Grätsche. Füße aufstellen, damit die Knie leicht gebeugt sind. Gesäß mit beiden Händen nach hinten ziehen. Ausatmend den Oberkörper nach vorne beugen und die Arme unter den Knien durch zur Seite strecken, die Handinnenflächen zeigen nach oben. Den Blick zum Boden richten.

Atmung und Dauer:

5 bis 10 Atemzüge lang in der Stellung bleiben. Mit jedem Ausatmen den Oberkörper etwas weiter Richtung Boden geben. Allenfalls nach dem Ausatmen den Bauch jeweils einige Sekunden lang einziehen, dann wieder tief einatmen.

Einatmend den Oberkörper wieder aufrichten.

Nachspüren:

Im Langsitz mit aufgestützten Händen oder auf dem Rücken liegend mit den Händen auf dem Bauch.

Variante:

Etwas einfacher: Arme unter den Knien durch nach vorne strecken. Hände von außen an die Füße legen.

Botschaft

Die Schildkröte kann alle ihre Glieder – Füße, Kopf und Schwanz – einziehen und symbolisiert somit das bewusste Nach-innen-Kehren. Wenn die Anstrengung zu groß ist oder die Umstände zu turbulent, dann gibt es eine Möglichkeit, wieder zur Ruhe zu kommen: Wir wenden unsere Aufmerksamkeit nach innen und suchen den Ort der inneren Stille auf. Ab und an mag es im Leben scheinen, als wäre die innere Stille abhandengekommen, der Tumult ist zu groß. Die Schildkröte erinnert uns jedoch daran, dass dieser Ort immer da ist, wir müssen ihn nur aufsuchen. Dort kommt der Geist zur Ruhe und wir können die Situation von Neuem betrachten. Dabei sollten wir immer auch unseren eigenen Anteil im Geschehen ansehen. Denn was wir im Innen klären, kann auch im Außen zu einer Lösung führen.

Die Asana bringt unsere Aufmerksamkeit ganz automatisch in unser Becken und ohne uns um ein Sinken des Kopfes oder der Schultern bemühen zu müssen, lassen wir den Atem zur Ruhe kommen. So lädt uns diese Stellung ein, beständige innere Ruhe und inneren Frieden zu erfahren.

Um sich fortzupflanzen, legt die Schildkröte hunderte von Eiern. Einige davon schlüpfen, andere nicht. Wir selber haben immer wieder Ideen: Welche davon sollen schlüpfen, welche nicht? In der tiefen Ruhe dieser Asana können wir in uns hinein-spüren, um zu erkennen, was zum Leben erweckt werden will. Gerade diese Ideen laden uns ein, uns nicht nur im Panzer zu verstecken, sondern immer wieder auch nach außen zu treten und diese Ideen zu leben – aus dem inneren Frieden heraus.

GERTRUD HIRSCHI MEINT DAZU:

„Die Schildkröten beeindrucken durch das hohe Alter, das viele von ihnen erreichen. Sie sind enorm anpassungs- und widerstandsfähig und bestechen durch eine kluge Lebensführung. Sie wissen, was ihnen bekommt und was nicht, wählen das Richtige und das Beste für sich aus und leben nach dem Motto: Nur die Ruhe kann es bringen."

Affirmationen

▪ Ich bringe meine Aufmerksamkeit immer wieder nach innen.

▪ Ich spüre meinen inneren Frieden.

▪ Meine Zuversicht verstärkt sich von Tag zu Tag.

Meditation

Stellen Sie sich vor, Sie sind eine Schildkröte an einem weiten Strand. Sie liegen im warmen Sand, die Sonne wärmt Sie sanft. Sie sind ganz in sich gekehrt. Dadurch werden die äußeren Gegebenheiten immer weniger wichtig. Je länger Sie so bleiben, desto stärker spüren Sie Ihren inneren Frieden. Dieser macht sich in Ihrem ganzen Körper und Ihrem Geist breit.

Hinweise für den Alltag

▪ Kehren Sie Ihre Sinne immer wieder bewusst nach innen, lassen Sie visuelle und auditive Reize zur Seite.

▪ Nehmen Sie bewusst eine zuversichtliche innere Haltung ein. Sagen Sie sich in anspruchsvollen Situationen: „Es wird schon gut gehen", anstatt sich auf mögliche Gefahren zu fokussieren.

▪ Wählen Sie immer wieder mal eine konkrete Idee aus, die Sie anschließend umsetzen.

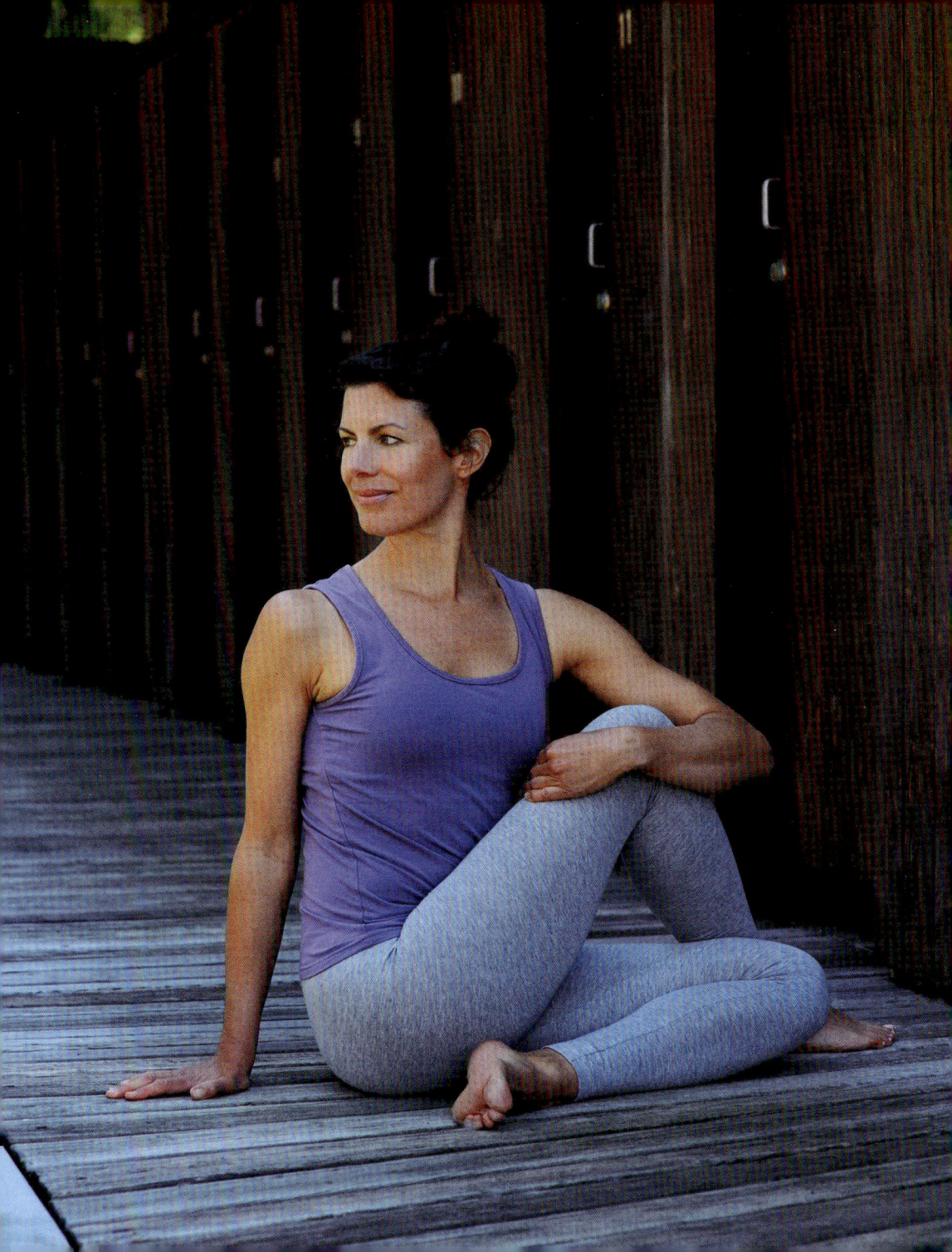

Drehsitz – Ardha Matsyendrasana

Sich öffnen – flexibel sein – sich nach oben ausrichten

Praxis

Fersensitz. Sich links neben die Füße absetzen und das rechte Bein über das linke stellen. Das rechte Knie mit der linken Hand oder dem Ellenbogen umfassen. Die Wirbelsäule in die Länge strecken. Den rechten Arm nach oben strecken und die Wirbelsäule um die eigene Achse nach rechts drehen. Die rechte Hand hinter dem Gesäß auf den Boden absetzen und mit Hilfe der linken Hand am Knie etwas mehr in die Drehung kommen.

Atmung und Dauer:

5 bis 10 Atemzüge tief atmen und dabei den Energiefluss in der Wirbelsäule spüren. Danach die andere Seite gleich lang üben.

Nachspüren:

Im Langsitz. Die Hände hinter dem Gesäß aufstützen.

Varianten:

Etwas einfacher: Im Langsitz beginnen und den rechten Fuß links neben das rechte Knie stellen.

Öffnende Variante: Im Langsitz den rechten Fuß rechts neben das linke Knie stellen. Das rechte Knie mit der rechten Hand umfassen, den linken Arm nach vorne ausstrecken und nach hinten führen. Den Blick nach hinten zum nach oben gestreckten Daumen richten.

Die öffnende Variante dynamisch üben: Einatmend den Arm nach hinten strecken, ausatmend wieder nach vorne bringen. Auf beiden Seiten 5 bis 10 Mal wiederholen.

Botschaft

Der Drehsitz hilft uns, neue Ideen und Ansichten zu verstehen und in unser Leben zu integrieren. Eine flexible Wirbelsäule lässt uns nicht nur auf der körperlichen, sondern auch auf der geistigen und emotionalen Ebene beweglich werden.

Flexibilität auf der mentalen Ebene heißt, dass es möglich ist, das Leben aus verschiedenen Perspektiven wahrzunehmen und dass wir diese ändern können, wenn wir es als sinnvoll erachten. Im Drehsitz erkennen wir, dass wir uns von Meinungen, Vorstellungen, Lebensweisen abwenden können, um neue Wege zu gehen. Wir Menschen zeichnen uns durch eine enorme Anpassungsfähigkeit aus, die viel größer ist, als wir mitunter denken. Wir haben immer wieder die Möglichkeit, uns an Neues in unserem Leben anzupassen.

Flexibilität auf der emotionalen Ebene bedeutet, dass wir uns nicht hilflos von unseren Gefühlen überwältigen lassen, sondern immer spüren, dass wir im Umgang mit unseren Gefühlen frei sind.

Im Drehsitz spüren wir zudem die Tendenz, dass wir uns immer wieder aufrichten wollen und können und dass wir uns nach oben – nach dem Himmlischen – ausrichten. So entwickeln wir in der Drehung eine klare spirituelle Ausrichtung sowie spirituelle Konzentration und Intensität.

GERTRUD HIRSCHI MEINT DAZU:

„Diese Asana steht für die Entwicklung des menschlichen Bewusstseins und des Lebens an sich. Laut den Yogis befindet sich der Beginn des Bewusstseins im Wasser. Sie sprachen vom Fisch, der an Land kam und der sich immer höher entwickelte – bis zum Menschen hin. Diese Geschichte wird in vielen alten Schriften erwähnt. Zudem findet die Evolution in der ganzen Natur und somit auch im Menschen nicht linear, sondern spiralförmig statt und im Drehsitz windet sich die Wirbelsäule wie die Schlange am Merkurstab, der heute das Symbol der Apotheker ist und für Heilung steht. In dieser Stellung werden die Energien und deren Wirbel (Chakras) die Wirbelsäule entlang angeregt und somit profitiert der Übende davon auf allen Ebenen."

Affirmationen

- Ich betrachte Situationen aus verschiedenen Perspektiven.
- Ich handle umsichtig.
- Ich zeige die nötige Flexibilität.

Meditation

Beginnen Sie langsam, die Ihnen inhärente Flexibilität wahrzunehmen. Beobachten Sie, wie Sie sogar ein Thema, dem Sie momentan nicht ganz offen gegenüber stehen aus einem anderen Blickwinkel wahrnehmen können und sich diesem Thema gegenüber öffnen. Spüren Sie dabei Ihre grundlegende Tendenz, sich immer wieder aufzurichten und nach oben auszurichten.

Hinweise für den Alltag

- Üben Sie sich immer wieder darin, sich in eine andere Person – deren Ansichten, Gedankengänge, Gefühle – hineinzuversetzen.
- Betrachten Sie bewusst Situationen von entgegengesetzten Standpunkten.
- Handeln Sie flexibel, bleiben Sie dabei jedoch Ihren innersten Werten treu.

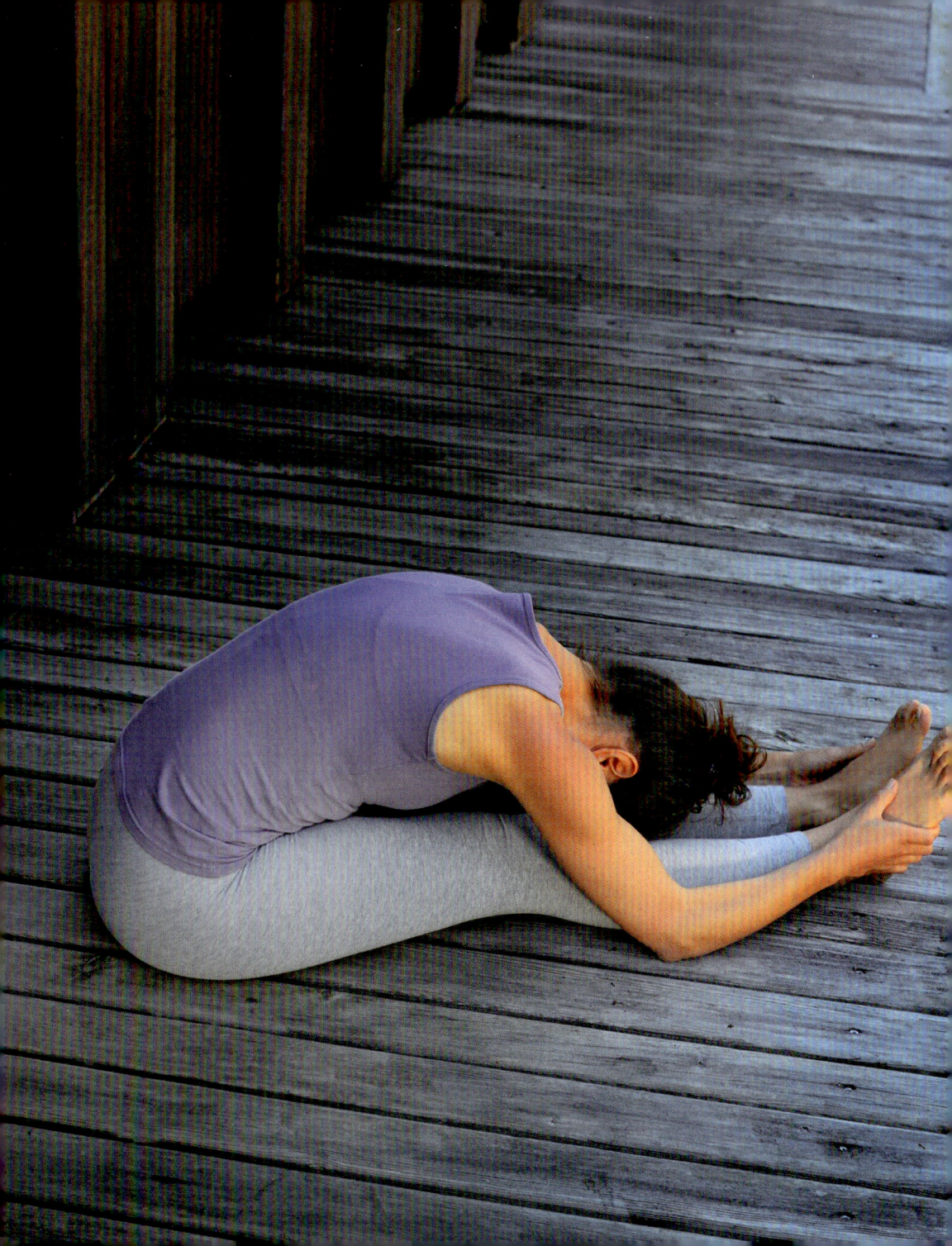

Vorwärtsbeuge –
Paschimottanasana

Annehmen – sich hingeben – das Leben gestalten

Praxis

Langsitz. Gesäß mit den Händen etwas nach hinten ziehen, sodass die Sitzbeinhöcker auf die Unterlage kommen. Wirbelsäule aufrichten, Hände auf die Oberschenkel legen. Ausatmend den Oberkörper von den Hüften her mit aufgerichteter Wirbelsäule nach vorne geben, die Hände bewegen sich auf den Schienbeinen nach vorne, eventuell bis zu den Zehen. Kopf absenken, der untere Rücken bleibt gerade.

Atmung und Dauer:

5 bis 12 Atemzüge lang tief in den unteren Rücken hineinatmen. Mit jedem Ausatmen den Oberkörper etwas weiter nach vorne geben.

Einatmend den Oberkörper wieder anheben.

Nachspüren:

Sich mit den Händen hinter dem Gesäß aufstützen.

Varianten:

• Sanfter: Knie beugen, Füße aufstellen und Oberkörper ganz auf den Oberschenkeln ablegen. Hände neben die Unterschenkel legen.

Botschaft

Die Vorwärtsbeuge lädt uns ein, uns dem Boden – der Erde – hinzugeben. So verbinden wir uns mit dem, was uns trägt. Dies fördert das Urvertrauen, das Vertrauen ins Leben und in etwas, das viel größer ist als wir selbst. Dieses Urvertrauen lässt uns Situationen so akzeptieren, wie sie sich zeigen. Wir üben uns in Geduld, wenn dies notwendig ist. Wir geben uns dem Leben immer wieder hin, lassen uns auf Neues ein und verstehen, dass es nicht immer an uns ist, unmittelbaren Einfluss zu nehmen.

In dieser hingebungsvollen Akzeptanz bauen wir auf unsere angeborenen inneren Kräfte, die uns darin unterstützen, unsere Aufgaben anzunehmen und zu erledigen. Und wir vertrauen darauf, dass wir immer getragen werden.

Dabei entwickeln wir demütige Bescheidenheit, die uns nicht danach fragen lässt: „Was schaut für mich heraus?", sondern: „Wie kann ich hier helfen, was ist meine Aufgaben, was gibt es zu tun?" Dann handeln wir entsprechend aus voller Kraft und mit offenem Herzen.

In der Vorwärtsbeuge lernen wir zudem, nach vorne zu schauen und weich zu werden. Unser Denken, Fühlen und Verstehen dehnt sich immer mehr aus. Das Denken wird vorausschauend und umfassend, indem wir vermehrt das Wohle aller im Blickwinkel haben. Unser Herz öffnet sich für wahres Mitfühlen. Und wir verstehen unterschiedliche Standpunkte und größere Zusammenhänge besser. Diese Weite wiederum unterstützt uns in unserer Hingabe an das Leben.

GERTRUD HIRSCHI MEINT DAZU:

„Wer nach vorne schaut, kann vielem vorbeugen. Diese Asana weist auch auf Einsicht, Vorsicht und Ruhe hin. Alles Charaktereigenschaften, die einen vor vielen unliebsamen Erfahrungen und vor Unvorhergesehenem schützen können und Qualitäten aller großen Yogis waren. Die Stellung, richtig praktiziert, dehnt im unteren Rücken und öffnet im Bereich des menschlichen Energiezentrums, das sich im Lendenwirbelbereich bzw. in der Nierengegend befindet. Wenn diese Energie blockiert ist und bleibt, kann sie dem Menschen schaden – ja, ihn sogar zerstören."

Affirmationen

- Ich gebe mich dem Leben hin.
- Ich nehme meine Aufgaben an.
- Ich übe mich immer wieder in Geduld.

Meditation

Stellen Sie sich vor, Sie stehen auf einem Steg an einem wunderschönen, warmen See. Tauchen Sie ein in Ihr Leben, wie wenn Sie einen Kopfsprung in diesen See machen würden – Sie tauchen voll und ganz ein, vorbehaltslos mit Ihrem ganzen Wesen. Ihr Leben wird zu Ihrem Element. Sie geben sich ihm vollkommen hin.

Hinweise für den Alltag

- Erledigen Sie Ihre Aufgabe mit offenem Herzen und einer ruhigen innerer Freude.
- Klammern Sie sich nicht an Dingen fest – weder an Gegenständen oder Besitztümern noch an Menschen oder an Vorstellungen und Erwartungen.
- Üben Sie sich immer wieder in Hingabe: Geben Sie sich mit Ihrem ganzen Wesen dem Leben hin.

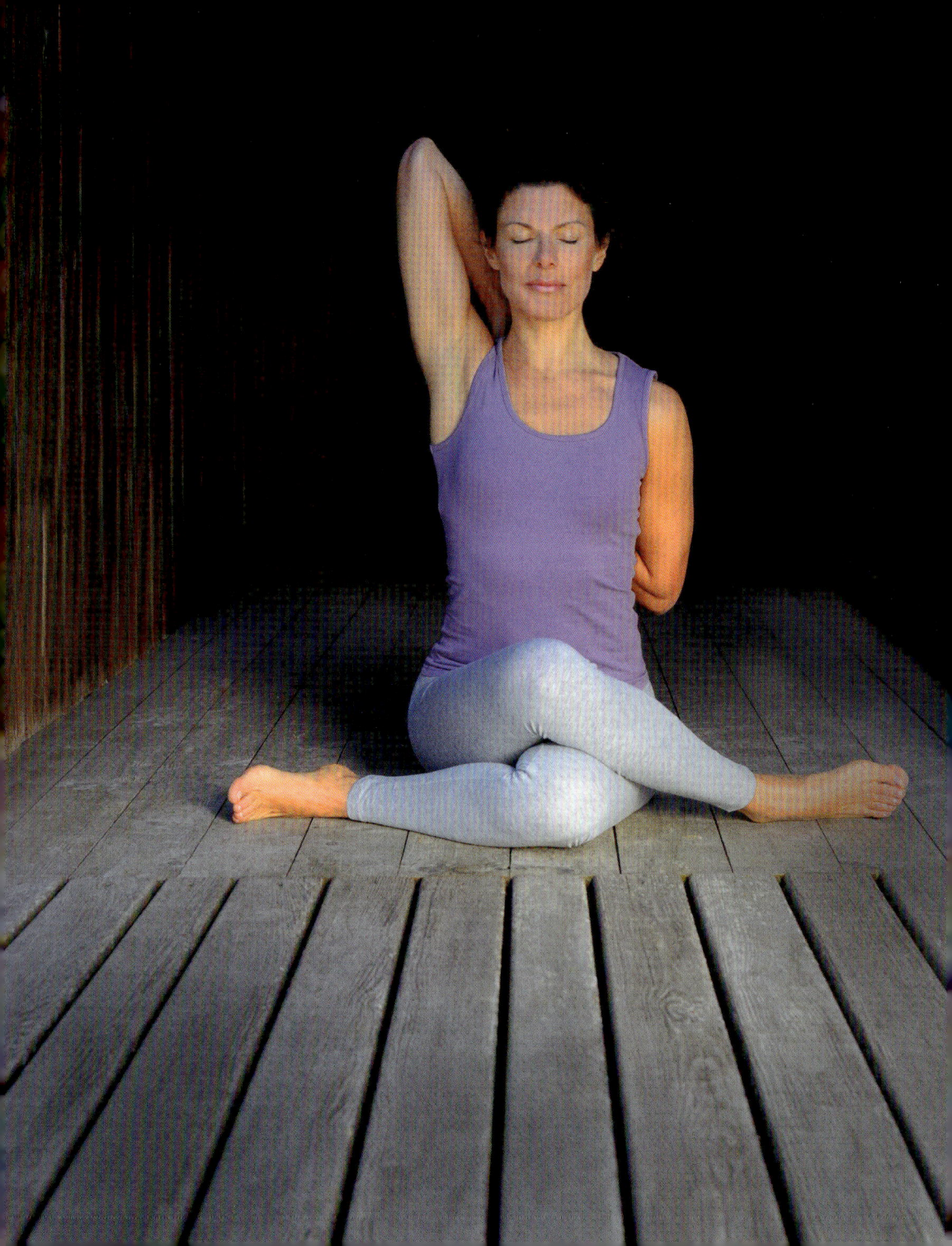

Kuhkopf – Gomukhasana

Gemächlich sein – sich auf Prozesse einlassen – Entwicklung zulassen

Praxis

Fersensitz. Das Gesäß links neben die Fersen setzen, dann das rechte Bein über das linke legen. Die Fersen sind neben dem Gesäß, die Knie möglichst übereinander. Den rechten Arm von oben hinter den Rücken führen, die Hand zwischen die Schulterblätter legen. Den linken Arm von unten auf den Rücken legen, sodass die Fingerspitzen zueinander zeigen. Wenn möglich, greifen die Finger ineinander.

Atmung und Dauer:

Tief bis in die Brust und den Bauch atmen und 5 bis 10 Atemzüge in der Stellung bleiben. Danach die andere Seite gleich lang üben oder diejenige Seite etwas länger üben, auf der die Finger weniger nah zueinander kommen.

Anschließend im Fersensitz Schultern durch sanftes Schütteln lockern.

Nachspüren:

Im Fersensitz. Die Hände in den Schoß legen.

Varianten:

Einfacher für die Beine: Armstellung im Fersensitz oder im Schneidersitz üben.

Einfacher für die Schultern: Einen Arm von oben hinter den Rücken führen, die Hand zwischen die Schulterblätter legen. Mit der anderen Hand den Ellenbogen fassen und sanft nach oben und hinten ziehen.

Botschaft

Kühe beeindrucken durch ihre Gemächlichkeit und Sanftheit, gepaart mit einer großen Kraft. Dies wird bei einer besonderen Eigenheit der Kühe offensichtlich: dem Wiederkäuen. Nach einem ersten Fressen befördern Kühe die Nahrung nochmals ins Maul, um sie ein weiteres Mal zu käuen. Hier ist eine Parallele mit uns Menschen zu erkennen: Manchmal müssen wir Erlebnisse, Erkenntnisse, Informationen wiederholt bearbeiten, um sie wirklich zu verdauen.

Die Kuh wiederkäut ruhig und besonnen. Sie lädt uns ein, auch unsere Prozesse, die ab und an repetitiv oder wiederkäuend scheinen, mit Gelassenheit anzugehen. Auch diese Körperhaltung lässt sich oft nicht beim ersten Versuch meistern, sie will uns zeigen, dass man Dinge nicht erzwingen braucht, sondern ihnen ihr eigenes Tempo zugestehen sollte. Mit der Wiederholung wird uns diese Übung wahrscheinlich immer leichter fallen, bis sich vielleicht irgendwann die Finger von selbst ineinander verhaken.

Manchmal ist es so, dass erst das wiederholte Kauen die richtige Erkenntnis bringt. Wenn ein Thema in unserem Leben wieder auftaucht, obwohl wir denken, dass es bereits verarbeitet ist, sollten wir nicht erschrecken. Es wird einen guten Grund dafür geben. Meist führt erst die erneute Bearbeitung zu einem vertieften Verständnis unserer selbst und des Lebens im Allgemeinen.

GERTRUD HIRSCHI MEINT DAZU:

„Die Kuh strahlt eine gewisse Nachdenklichkeit und Besonnenheit aus. Dies sind Eigenschaften, welche den großen Yogis wichtig und in den alten Schriften verankert sind – besonnen sprechen und handeln, agieren und reagieren. Ebenso besticht die natürliche Würde, welche die Kuh verkörpert. Auf die Würde sollte sich der Mensch ein Leben lang besinnen, indem er sich entsprechend verhält und sich selbst und den anderen mit Respekt begegnet."

Affirmationen

- Ich lasse Gemächlichkeit zu.
- Ich akzeptiere, dass gewisse Dinge im Leben Zeit brauchen.
- Ich lasse mich auf die Prozesse meines Lebens ein.

Meditation

Sehen Sie vor sich eine Weide, auf der sich verschiedene Kühe aufhalten, einige stehend, einige liegend. Spüren Sie die Kraft einer dieser Kühe, die gepaart ist mit Gemächlichkeit in Ihrem Körper und in Ihrem Geist.

Beobachten Sie bewusst die natürlichen Prozesse der Nahrungsaufnahme und -verarbeitung. Zu gegebener Zeit holen Sie bereits gekaute Nahrung wieder nach vorne und kauen Sie nochmals, bis die Nahrung angemessen verdaut ist. Spüren Sie dies auch im übertragenen Sinn: Überprüfen und verarbeiten Sie Erfahrungen, Ideen, Konzepte aufs Neue. Lassen Sie sich dabei von nichts ablenken und geben Sie dem Prozess die Zeit, die er braucht.

Hinweise für den Alltag

- Üben Sie sich in Gemächlichkeit. Gehen Sie Ihre Aufgaben Schritt für Schritt an und praktizieren Sie zudem immer wieder nur bewusstes Sein.
- Nehmen Sie sich die Zeit, die Sie brauchen, um die Erfahrungen Ihres Lebens zu verarbeiten, zu integrieren und daraus zu lernen.
- Akzeptieren Sie Veränderung als Grundprinzip Ihres Lebens. Lassen Sie Neues zu und legen Sie Altes ab, wenn es angezeigt ist.

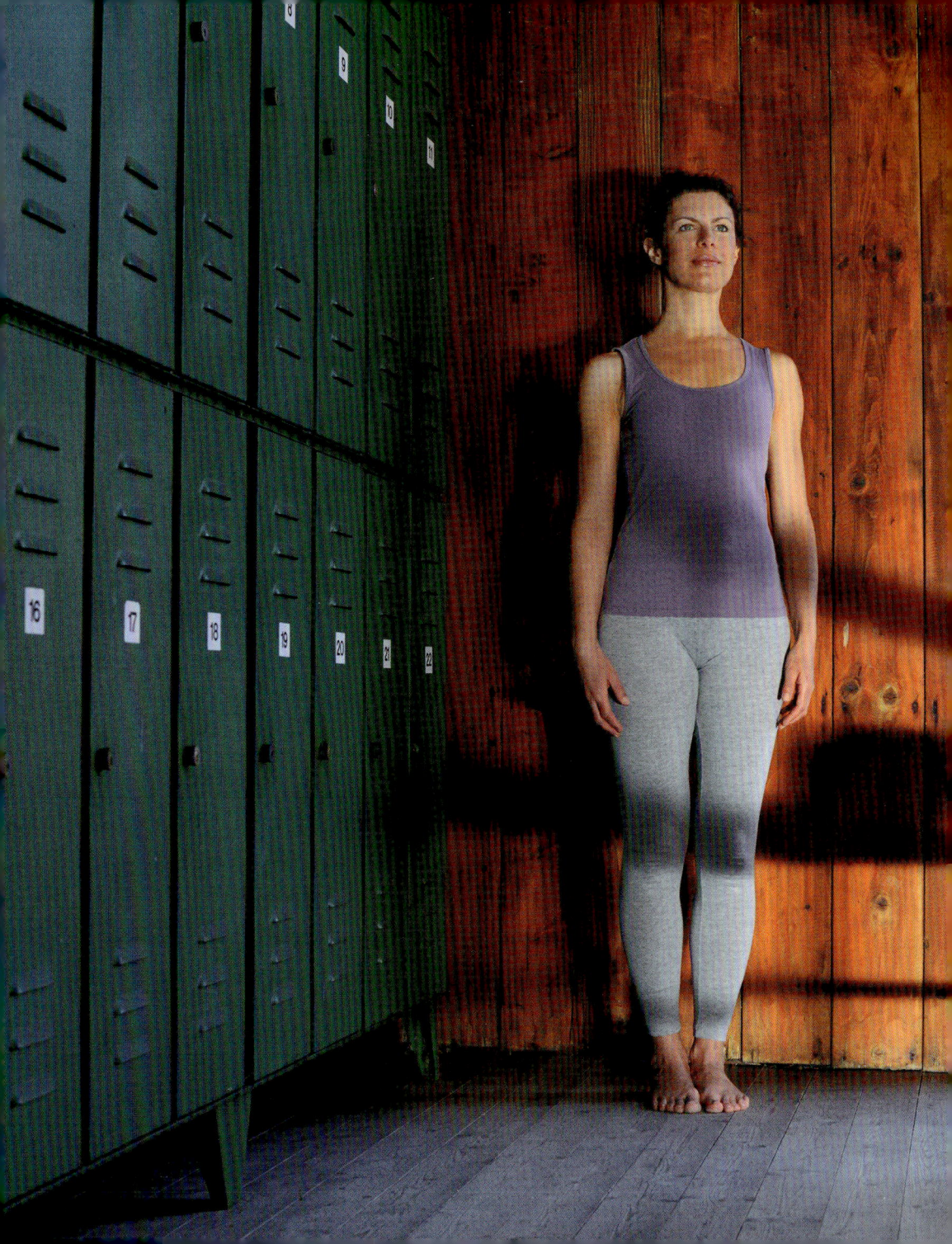

Berg – Tadasana

Standfestigkeit spüren – Kraft ausstrahlen – präsent sein

Praxis

Aufrechter Stand. Die Füße sind nebeneinander, die großen Zehen berühren sich, die Fersen nicht ganz. Die Zehen leicht anheben und dann leicht gespreizt wieder ablegen. Das Körpergewicht gleichmäßig auf die drei Auflagepunkte beider Füße – Großzehenballen, Kleinzehenballen und Fersen – verteilen. Die Beine sind locker, die Knie nicht durchgedrückt.

Das Becken leicht nach vorne kippen, um ein Hohlkreuz zu vermeiden. Die Schultern anheben, leicht nach hinten schieben und locker nach hinten und unten fallen lassen. Sich vorstellen, der Kopf sei am Mittelpunkt des Scheitels mit einem unsichtbaren Faden am Himmel aufgehängt. Arme und Hände hängen locker neben dem Körper. Gesicht und Kiefer sind entspannt.

Atmung und Dauer:

Ruhig und tief atmen und dabei die Energie des Atems durch den ganzen Körper strömen lassen.

5 bis 10 Atemzüge aufrecht dastehen.

Nachspüren:

Der aufrechte Stand ist eine äußerst geeignete Stellung zum Nachspüren an sich.

Varianten:

Größer: Die Hände ineinander verschränken, dann die Handflächen nach außen drehen. Die gestreckten Arme nach oben bringen, bis die Oberarme die Ohren berühren. Eventuell zusätzlich noch auf die Zehenspitzen kommen.

Berg im Sitzen – Parvatasana: Fersensitz. Arme nach oben bringen wie bei obiger Variante.

113

Botschaft

Berge haben schon immer eine große Faszination auf uns Menschen ausgeübt. Wir ziehen uns in die Berge zurück, um Ruhe oder Inspiration zu finden oder uns dem Himmel etwas näher zu fühlen. Außerdem spüren viele ganz instinktiv die Kraft, die Berge ausstrahlen und lassen sich davon stärken.

Gewisse Berge sind sogar heilig und eine Reise dorthin verspricht Heilung auf verschiedenen Ebenen. Wenn wir einen Berg besteigen, kommen wir geläutert, erfrischt und gestärkt wieder herunter. Berge werden dementsprechend mit innerer Kraft, Standhaftigkeit und Ausstrahlung in Verbindung gebracht. Die Stellung lädt uns ein, immer wieder – ungeachtet der äußeren Umstände und unseres inneren Befindens – eine aufrechte Haltung mit äußerer und innerer Stabilität einzunehmen. Sie lässt uns einerseits den festen Boden unter den Füßen wahrnehmen, andererseits erinnert sie uns an unsere Verbindung mit dem Himmlischen.

So lernen wir in der Bergstellung im Hier und Jetzt anwesend zu sein, den Moment mit all seinen Facetten wahrzunehmen. In dieser Präsenz kommen Geist und Gefühle zur Ruhe und je länger wir hier verweilen, umso mehr können wir unser Innerstes – unsere Essenz – klar wahrnehmen. Daraus beginnt sich Selbstvertrauen zu entwickeln, das mehr und mehr in Vertrauen in etwas viel Größeres übergeht.

Gertrud Hirschi meint dazu:

„In der indischen Mythologie und Mystik werden den Bergen – und dem einen, dem Meru, im Besonderen – heilige Kräfte zugesprochen. Yogis zogen sich schon immer zurück in die Berge, um zu meditieren und die Erleuchtung zu finden. Auch hier im Westen strahlen die Berge eine eigene Faszination aus und locken und verlocken oft die Menschen zu lebensgefährlichen Aktivitäten. Man ist dem Himmel und der göttlichen Erhabenheit etwas näher, das Leben im Tal mit all seinen Beschwerden verliert an Bedeutung und der Horizont wird weiter. Freiheit, Frieden und Freude erfüllen die Seele und eine wundersame Leichtigkeit breitet sich im Herzen aus."

Affirmationen

- Ich bin standfest.
- Ich habe klare Werte und stehe zu diesen.
- Ich bin innerlich frei und zufrieden.

Meditation

Führen Sie sich das Bild eines Berges vor Augen, sehen Sie seine Spitze und die Basis, die fest mit dem Boden verbunden ist. Spüren Sie die Standhaftigkeit und die Festigkeit des Berges. Der Berg steht unbeirrt da. Wie sich das Wetter auch zeigt, welche Jahreszeit es ist, der Berg steht einfach nur da – ruhig, gelassen, fest. Verbinden Sie sich innerlich mit diesem Berg und spüren Sie seine Qualitäten ebenfalls in sich selbst.

Hinweise für den Alltag

- Kultivieren und spüren Sie Ihre innere Zufriedenheit immer wieder, ungeachtet der äußeren Einflüsse.
- Handeln Sie mit Standfestigkeit und seien Sie sich Ihrer Werte bewusst. Stehen Sie zu Ihren Werten und leben Sie diese.
- Stehen Sie zu Ihren Stärken. Machen Sie sich immer wieder bewusst, was Sie gut können.

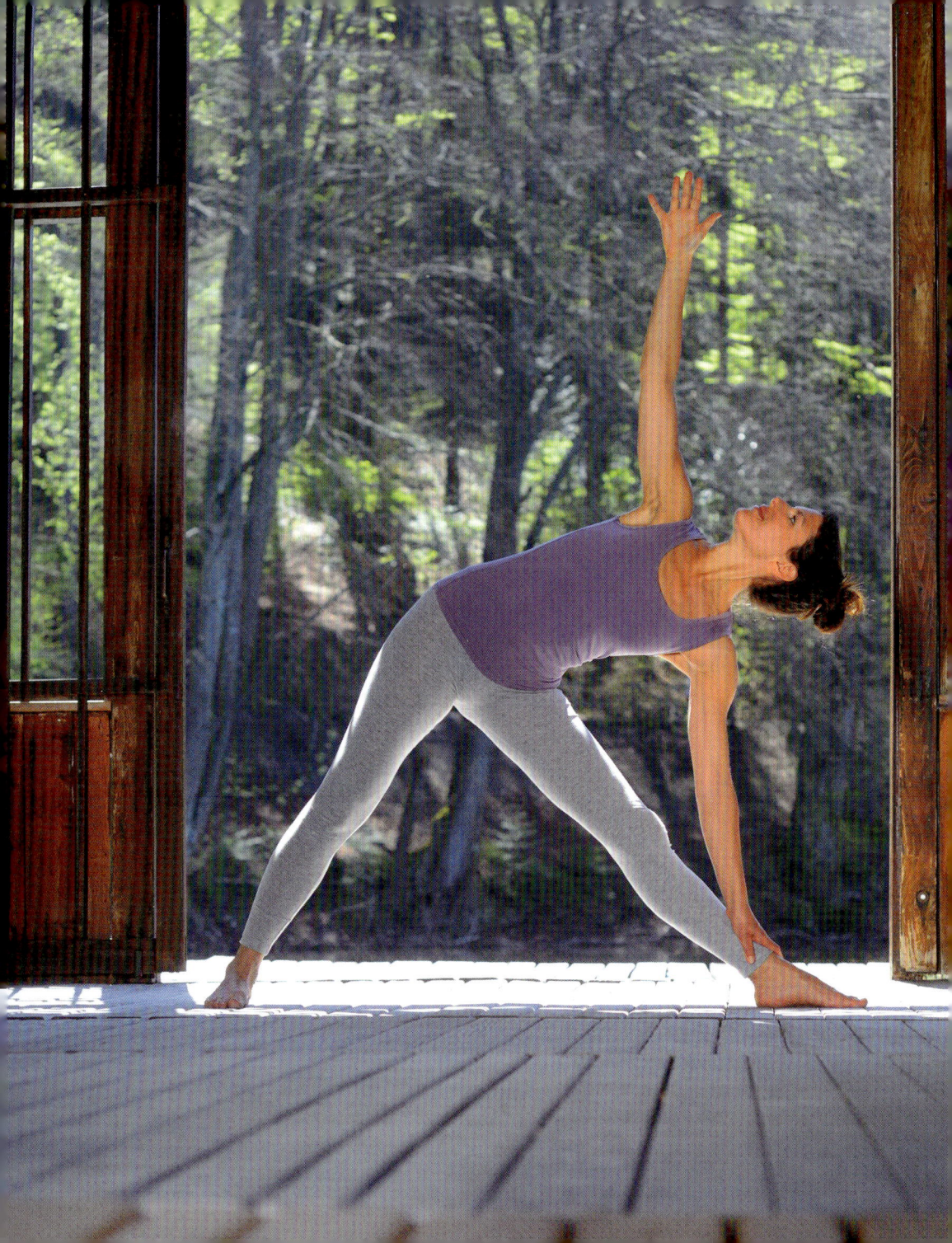

Dreieck – Trikonasana

Sich öffnen – sich stützen – die Ganzheit wahrnehmen

Praxis

Gegrätschter Stand, die Füße sind ungefähr einen Meter voneinander entfernt. Zuerst den linken Fuß um 90 Grad nach außen drehen, die Arme parallel zum Boden ausstrecken. Den Oberkörper so weit möglich nach links schieben. Ausatmend den linken Arm nach unten absenken, den rechten Arme nach oben strecken. Zur rechten Hand schauen.

Atmung und Dauer:

Bewusst in die rechte Seite des Oberkörpers hineinatmen, 5 bis 10 Atemzüge.

Einatmend langsam aus der Stellung herauskommen und die andere Seite gleich lang üben.

Anschließend in der Grätsche oder im aufrechten Stand zuerst beide Arme kräftig nach oben strecken, dann nach unten nehmen.

Nachspüren:

In der Grätsche oder im aufrechten Stand.

Varianten:

Etwas einfacher: **Die Füße etwa einen halben Meter auseinander stellen. Den rechten Arm neben dem Ohr nach oben strecken, die Handinnenfläche zeigt nach links. Den Rumpf nach links beugen. Nach einigen Atemzügen die andere Seite gleich lang üben.**

Gedrehtes Dreieck: **Gegrätschter Stand. Den linken Fuß um 90 Grad nach außen drehen, die Arme parallel zum Boden ausstrecken. Die rechte Hand auf den linken Fußrücken legen, den Oberkörper nach hinten drehen. Den linken Arm nach oben strecken und zur linken Hand schauen.**

Botschaft

Das Dreieck steht für Stabilität und Stärke. Die Stellung lehrt uns, uns selbst zu stützen – nicht nur physisch, sondern auch mit positiven Gedanken und der Steuerung unserer Gefühle. Ein Dreieck kann auf jeder Seite stabil stehen. Dies gilt auch für uns: Wie uns auch geschieht, wir bleiben stabil. Denn wir wissen, dass wir uns sowohl auf uns selbst wie auch auf etwas Größeres verlassen können.

Die Zahl Drei hat eine vielfältige Bedeutung: Sie steht beispielsweise für die Dreiheit von Körper, Geist und Seele. Aber auch für die Integration von Fühlen, Denken und Handeln. Zudem weist sie uns auf Schöpfung, Erhaltung, Zerstörung hin.

Wenn wir Körper, Geist und Seele zu einem Ganzen zusammenfügen, wird unser wahres Wesen sichtbar. Dieses Zusammenfügen bedeutet, dass wir uns liebevoll um unseren Körper kümmern, uns nicht mit negativen Gedanken belasten und konstruktiv mit unseren Gefühle umgehen, ohne uns von ihnen überwältigen zu lassen. So kommen unser Wesen und unsere Stärken am unmittelbarsten zum Vorschein. Wir nehmen uns selbst in unserer Ganzheit wahr und geben auch anderen die Möglichkeit, dies zu tun. Dies bedeutet jedoch auch, dass wir gewisse Dinge, wie beispielsweise Ängste, egoistische Motive, Abwertungen anderer und unserer selbst, ablegen – der Zerstörung hingeben. Als Folge werden die Stabilität und das Gefühl der Ganzheit dauerhaft.

GERTRUD HIRSCHI MEINT DAZU:

„Eine Art Seitenbeuge, in der die eine Hand auf den Fuß gestützt wird und die andere nach oben weist. Der Mensch muss sich oft den Stürmen des Lebens beugen und umso mehr braucht er eine sichere Stütze und eine gute Bodenhaftung. Blick und Hand zeigen nach oben und weisen auf die Ausrichtung des Herzens zu den höheren Kräften hin. Im Herzen verbunden mit Himmel und Erde – mag kommen, was kommen mag!"

Affirmationen

- Ich stütze mich selbst.
- Ich spüre meine innere Stabilität.
- Ich zeige mein wahres Wesen.

Meditation

Stellen Sie sich vor, Sie hätten die Form eines Dreiecks mit drei gleich langen Seiten. Wie Sie sich auch hinstellen, Sie stehen immer fest auf dem Boden und sind klar nach oben ausgerichtet. Vollkommene Stabilität durchströmt Ihr ganzes Wesen. Aus der Mitte des Dreiecks strahlt Ihr Wesen, Ihre Essenz. Spüren Sie Ihre Stabilität und spüren Sie Ihre Essenz.

Hinweise für den Alltag

- Nehmen Sie immer wieder wahr, wie Körper, Geist und Seele zusammenhängen.
- Seien Sie klar im Denken, Handeln und Fühlen.
- Betrachten Sie Situationen in Ihrem Leben immer aus unterschiedlichen Perspektiven. Versetzen Sie sich in andere Personen hinein, um diese besser zu verstehen.

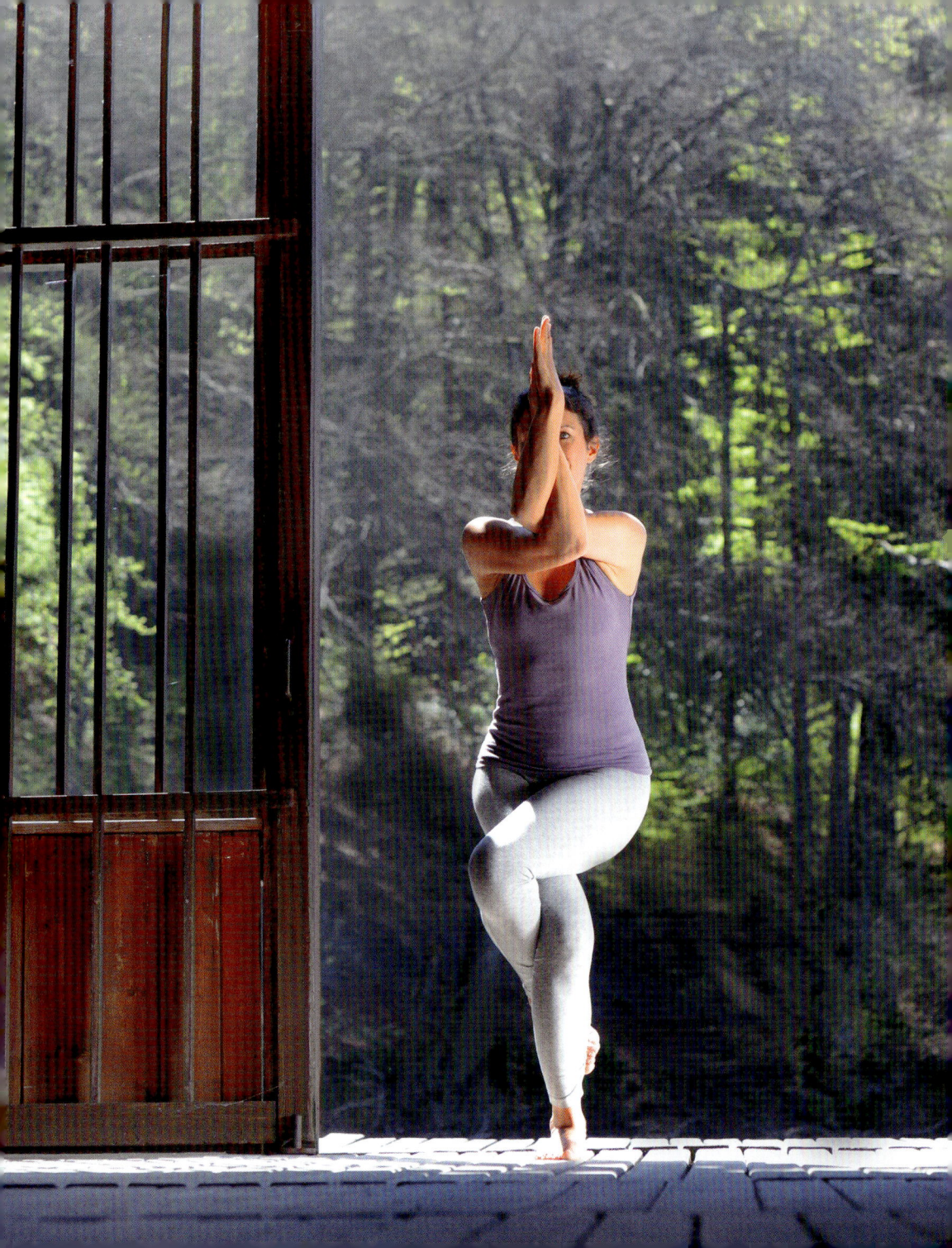

Adler – Garudasana

Konzentration aufbauen – den Fokus halten – Klarheit finden

Praxis

Aufrechter Stand. Das Gewicht auf den rechten Fuß verlagern und das rechte Bein leicht beugen. Die Rückseite des linken Oberschenkels auf den rechten Oberschenkel legen und den linken Fuß von hinten an der Wade einhaken. Das Gleichgewicht finden. Dann den linken Arm vor dem Kopf anwinkeln und den rechten Arm von vorne um den linken schlingen, bis sich die Handinnenflächen berühren. Die Augen – wie bei allen Gleichgewichtsübungen – offen lassen.

Atmung und Dauer:

5- bis 10-mal tief ein- und ausatmen und sich dabei auf den inneren Fokus konzentrieren. Dann die andere Seite gleich lang üben.

Anschließend Arme und Beine sanft ausschütteln.

Nachspüren:

Im aufrechten Stand.

Varianten:

Etwas einfacher: Die Zehen des umschlingenden Beins auf den Boden stellen.

Botschaft

Der Adler ist der König der Vögel. Er erspäht seine Beute aus der Ferne und peilt sie dann mit Treffsicherheit an. Er hat einen äußerst scharfen Blick. Durch seine visionäre Sicht hat er ausgeprägte Fähigkeiten, zu beobachten und Wichtiges zu erkennen. Dabei ist er zielstrebig und konzentriert und handelt mit Geduld und Ausdauer. Im Adler entwickeln wir sowohl körperliches als auch mentales und emotionales Gleichgewicht. Wir lernen, den richtigen Fokus zu finden. Worauf wollen wir ihn richten: Auf Ziele, die auch anderen dienen, oder auf solche, die purem Eigennutz folgen? Immer wieder gilt es, dies zu überprüfen. Zudem lernen wir, unsere Ziele im Auge zu behalten, auf unserem Weg das Wichtige zu erkennen und Unwichtiges beiseite zu lassen.

Ab und an kämpft der Adler mit Schlangen. Dabei symbolisiert der Vogel unsere spirituellen Bestrebungen und die Schlange die Versuchungen, denen wir im Laufe unseres Lebens begegnen. Der Adler zeigt uns, dass wir uns über die Versuchungen erheben können. Dies ermöglicht uns, fokussiert zu bleiben, uns immer wieder mit neuer Kraft den Zielen zu verpflichten, die uns wirklich wichtig sind.

GERTRUD HIRSCHI MEINT DAZU:

„Dem scharfen Blick des Adlers entgeht nichts, was ihm von Nutzen ist. Aus weiter Höhe erspäht er seine Beute, die ihn und seine Familie nährt. Gekonnt und zielsicher jagt und fängt er sie. Der Adler macht uns bewusst, wie wichtig es ist, den Blick zu schärfen und auf das Wesentliche zu richten. Dies kann eine enorme Leichtigkeit ins Leben bringen, denn wie oft wird kostbare Energie für Unwichtiges und Nebensächlichkeiten vergeudet."

Affirmationen

- Ich weiß, was ich will.
- Ich fokussiere das Gute.
- Ich verfolge meine Ziele mit Klarheit und offenem Herzen.

Meditation

Fokussieren Sie ein Ziel, das Sie momentan in Ihrem Leben verfolgen und führen Sie es sich lebhaft vor Ihr inneres Auge. Konzentrieren Sie sich mit all Ihren Sinnen darauf: Stellen Sie sich vor, wie die Situation aussieht, wenn Sie sich verwirklicht hat, was Sie riechen und hören und wie Sie sich dabei fühlen.

Laden Sie Ihr Ziel in Ihr Leben ein und vertrauen Sie darauf, dass Sie es zum Wohle aller erreichen werden.

Hinweise für den Alltag

- Setzen Sie sich ab und an kleinere Ziele und verfolgen Sie diese bewusst.
- Konzentrieren Sie sich immer wieder ganz bewusst auf die übergeordneten Ziele, die Sie im Leben erreichen wollen.
- Überprüfen Sie immer wieder Ihren Fokus. Setzen Sie Ihre Energie gezielt ein für Dinge, die Ihnen wichtig sind im Leben.

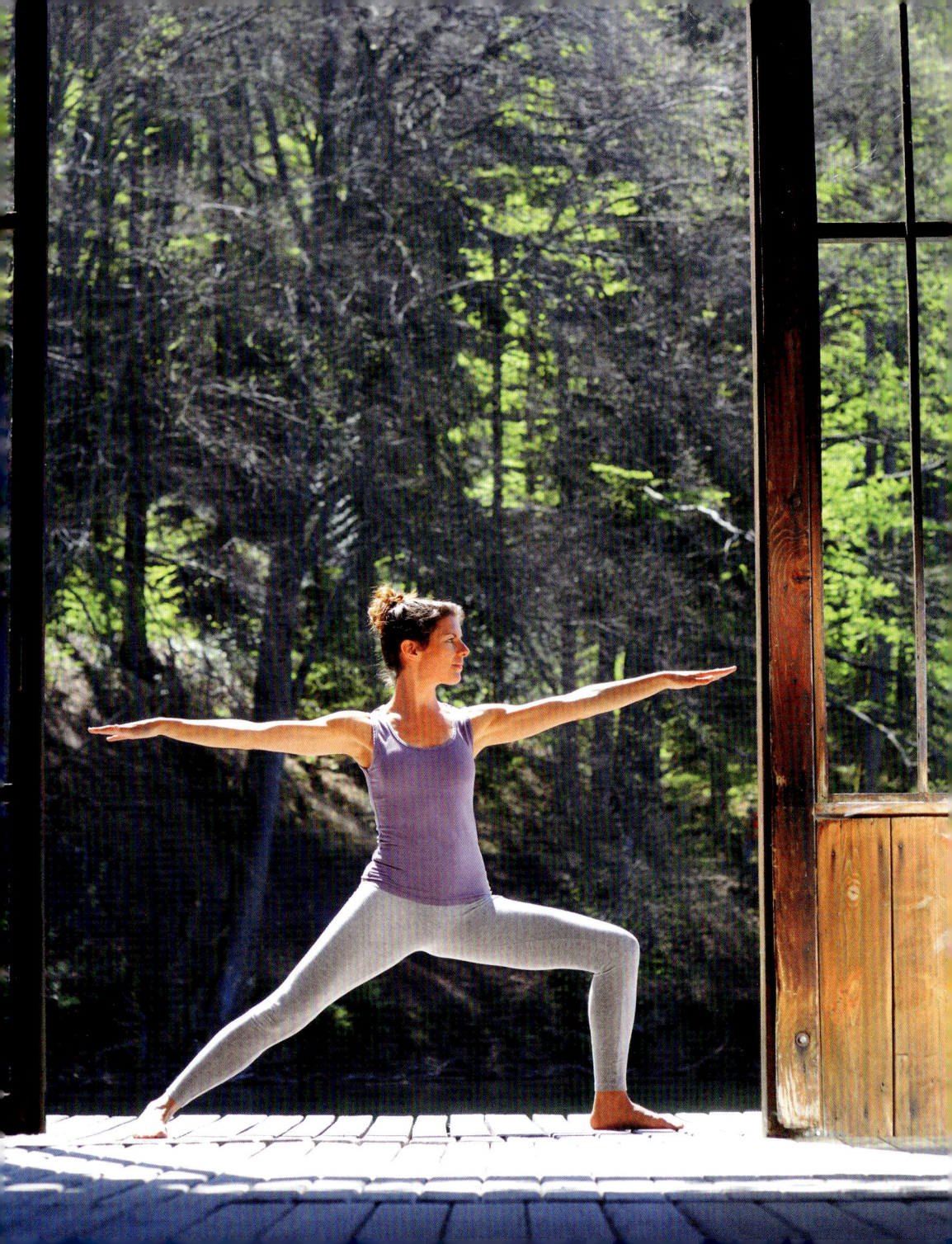

Heldin – Virabhadrasana

Mut aufbauen – innere Stärke wahrnehmen – sich für das Gute einsetzen

Praxis

Gegrätschter Stand, die Füße sind ungefähr einen Meter voneinander entfernt. Den linken Fuß um 90 Grad nach links drehen und ausatmend das linke Bein so weit beugen, dass das Knie über dem Fußgelenk ist. Beide Füße sind fest am Boden, das Gewicht gleichmäßig auf den Fußsohlen verteilt. Die Arme zur Seite ausstrecken, die Handflächen zeigen nach unten. Die Schultern bleiben entspannt. Über die linke Hand nach vorne schauen.

Atmung und Dauer:

5 bis 10 Atemzüge lang tief und kraftvoll ein- und ausatmen.

Einatmend Arme senken und Bein strecken. Dann die andere Seite gleich lang üben.

Anschließend in der Grätsche zuerst beide Arme nach oben bringen und so Oberkörper und Arme durchstrecken und dann wieder senken.

Nachspüren:

In der Grätsche oder im aufrechten Stand.

Varianten:

Etwas einfacher: Das vordere Bein gestreckt lassen.

Dynamisch: Ausatmend das vordere Bein beugen, einatmend strecken. Mehrmals wiederholen.

Botschaft

Die Heldin strahlt Stärke, Mut und Tapferkeit aus – Eigenschaften, die sich in all ihren Handlungen zeigen. Natürlich zieht die Heldin immer wieder einmal in den Kampf. Dort tritt sie nicht hart und herrisch auf, sondern zeichnet sich durch ein innerlich freies, sanftes und doch bestimmtes Auftreten aus. Auch die Asana erfordert nicht nur Muskelkraft in Beinen, Armen und Rumpf sowie Entschlossenheit in der Ausrichtung, sondern auch Sanftheit im Umgang und Dialog mit den einzelnen Körperteilen.

Die Kriegerin stellt sich ihren Ängsten, um dadurch immer noch stärker zu werden. Sie sieht sogar dem Tod ins Auge und ist dabei furchtlos. Sie weiß, dass jede Veränderung einen Aspekt des Sterbens in sich hat, dass aber erst dadurch Neues entstehen kann und dass jedes Sterben eigentlich eine Wandlung ist. Die Heldin erinnert uns daran, dass wir selber immer wieder gewisse Dinge sterben lassen müssen: Vorstellungen, Erwartungen, Eigenschaften.

Die Heldin steht auch für Opferbereitschaft, dafür, sich selbstlos in den Dienst von etwas Größerem zu stellen und dabei die eigenen Bedürfnisse immer wieder einmal – vielleicht nur kurzfristig, vielleicht ganz – hinten anzustellen. In der Heldin entwickeln wir somit Kraft auf allen Ebenen – auch der spirituellen. Wir lernen, dem Leben tapfer, mutig und selbstlos gegenüberzutreten.

GERTRUD HIRSCHI MEINT DAZU:

„Wer die innere Heldin weckt und walten lässt, wird kaum angegriffen werden. Er wird die Umwelt unbewusst auf sichere Distanz halten, ihm wird Respekt bezeugt. Eine verinnerlichte Heldin wird kaum kämpfen müssen und nur dann, wenn sie für sich oder andere einsteht. Sie verbreitet Vertrauen, Gerechtigkeit und Frieden, sie strahlt Kraft aus und Zuversicht. Die Stellung der Heldin stärkt den Rücken, auch im übertragenen Sinne; und die ausgebreiteten Arme weisen auf die Verbundenheit mit der Macht und Kraft des großen Ganzen hin."

Affirmationen

- Ich bin mutig.
- Ich spüre meine innere Stärke.
- Ich kämpfe für das Gute.

Meditation

Stellen Sie sich vor, Sie setzen sich für ein größeres Ziel ein, dass dem Wohle aller dient. Sie fühlen sich bei Ihrer Aufgabe stark, selbstsicher und mutig. Spüren Sie tief in sich Ihre Heldinnenkraft.

Hinweise für den Alltag

- Handeln Sie mutig und vertrauen Sie dabei auf Ihre innere Kraft.
- Setzen Sie sich für die wichtigen Dinge im Leben ein, wie beispielsweise Liebe, Frieden, Kinder.
- Sortieren Sie die weniger wichtigen Dinge im Leben aus, wie beispielsweise Konsum, Klatsch und Tratsch, Oberflächlichkeit.

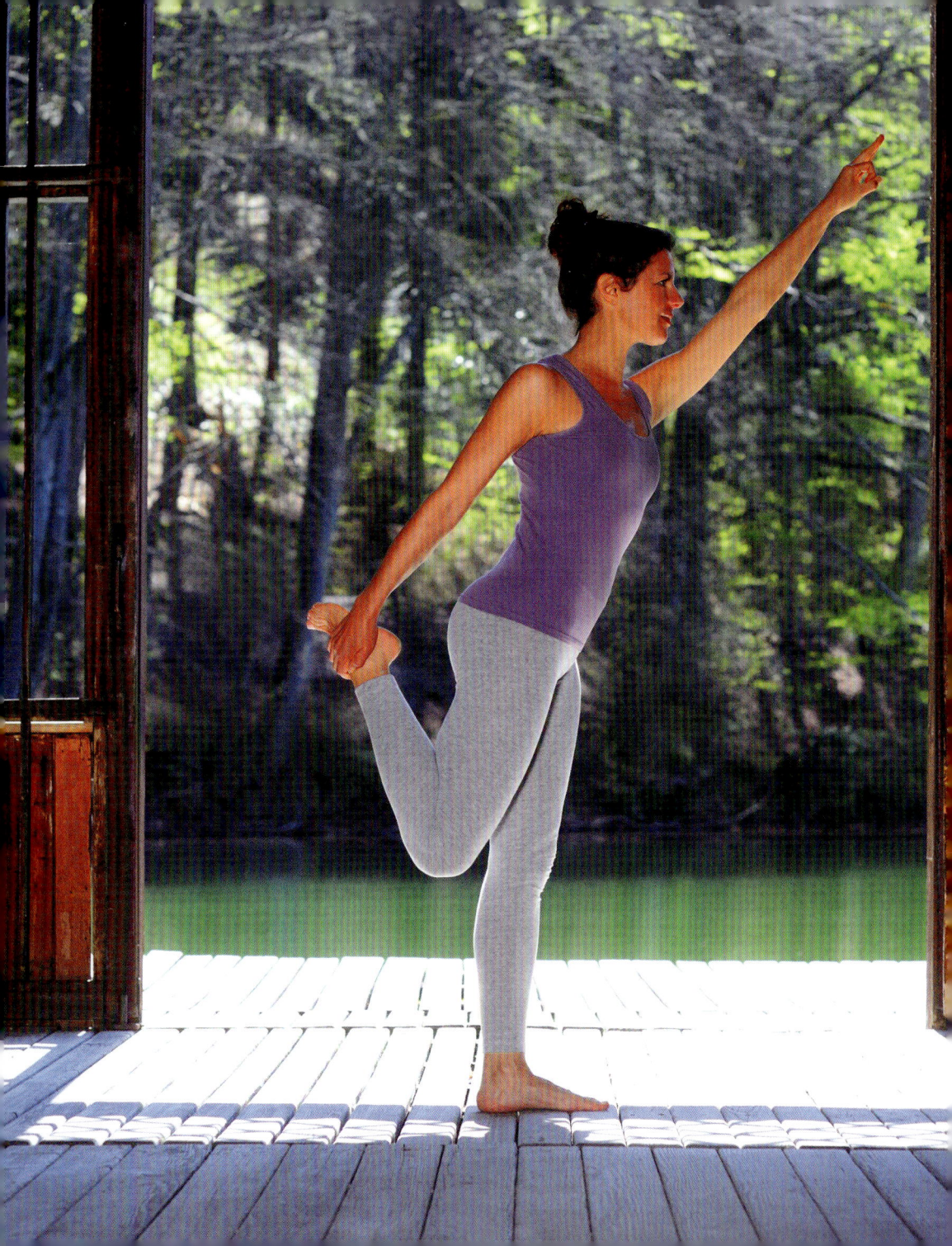

Tänzer – Natarajasana

Mit Leichtigkeit handeln – tanzend durchs Leben gehen – Verspieltheit zulassen

Praxis

Aufrechter Stand. Den rechten Unterschenkel hinten hoch nehmen und das Fußgelenk mit der rechten Hand umfassen, die Oberschenkel bleiben zunächst nebeneinander. Langsam das rechte Bein hinten hochheben, die rechte Hüfte bleibt nach vorne ausgerichtet. Den linken Arm nach vorne strecken, mit der Hand die Jnana Mudra machen, die Geste des Wissens (Daumen- und Zeigefingerkuppe berühren sich, die Handinnenfläche zeigt nach unten). Bei dieser Gleichgewichtsübung die Augen geöffnet lassen, die Mudra anschauen.

Atmung und Dauer:

Tief und bequem atmen (bis zu 12 Atemzüge) und dabei das Gleichgewicht und die Leichtigkeit in Körper und Geist spüren. Dann Arm und Bein wieder absenken und die andere Seite üben.

Nachspüren:

Im aufrechten Stand.

Varianten:

Sanfter für die Beine: Die Knie bleiben nebeneinander.

Anspruchsvoller: Das Bein hinten noch weiter hoch nehmen.

Tanzender Shiva: Auf dem rechten Bein stehen, das linke Bein anheben und in der Luft über dem rechten kreuzen. Beide Arme anmutig zur rechten Seite anheben, wobei der rechte Arm oben und der linke unten ist. Die linke Hand zeigt nach unten, die rechte nach oben.

Botschaft

Der Tänzer strahlt Leichtigkeit und Verspieltheit aus. Er lädt uns ein, diese Leichtigkeit in uns selbst und in unserem Leben wirken zu lassen. Der Tänzer zeigt uns, dass es möglich ist, kindliche Verspieltheit auch im Erwachsenenalter zu erleben. Dabei sind wir nicht kindisch oder nehmen das Leben auf die allzu leichte Schulter, was zu Verantwortungslosigkeit führen könnte. Aber wir suchen immer wieder einmal unkonventionelle Lösungen, neue Wege, lassen der Fantasie freien Lauf. Dabei handeln wir nicht berechnend, sondern aus reiner Freude am Tun und am aktiv sein. Leichtigkeit heißt auch, im Moment zu leben und diesen zu genießen.

Diese Leichtigkeit sollten wir auch in unseren spirituellen Bestrebungen erleben: Wir streben höhere Ziele an, ohne fanatisch zu werden. Wir vertrauen darauf, dass uns der Weg aufgezeigt und geöffnet wird, und können ab und an auch über uns selbst schmunzeln. Wenn wir so leben, kann beständige Freude in und durch uns wirken.

GERTRUD HIRSCHI MEINT DAZU:

„Nataraja, der tanzende Shiva, hat vier Arme und die Handgesten bzw. die Attribute in den Händen weisen auf vier Grundkräfte hin, die jedem Menschen innewohnen. Durch ihr Bewusstmachen werden diese erneut geweckt und entfacht: Die eine Hand hält eine kleine Trommel und weist darauf hin, dass Tonlage, Tempo und Rhythmus selbst zu bestimmen sind – man gibt selbst den Ton an. Eine weitere Hand hält eine Flamme, die das innere Feuer (Licht) symbolisiert, das den Weg weist und immer wieder geschürt werden will – Begeisterung kann nicht befohlen werden, aber wenn man immer wieder mit Freude seinen Weg geht, stellt sich die Begeisterung von selbst ein. Die eine Handgeste ist die Mudra der Furchtlosigkeit – es geht dabei um das Vertrauen in sich selbst, in das Leben und in das kosmische Bewusstsein, das es immer gut mit uns meint. Die zweite Geste symbolisiert den Rüssel des Ganesha (Elefantengott), dessen Kraft dem Menschen hilft, bei jedem Neubeginn Hindernisse zu beseitigen und weise die richtigen Entscheidungen zu treffen."

Affirmationen

- Ich gehe meine Aufgaben mit Leichtigkeit an.
- Ich lasse Verspieltheit zu.
- Mit Freude und Dankbarkeit gehe ich tanzend durchs Leben.

Meditation

Sehen Sie einen Tänzer vor sich, der sich mit Leichtigkeit und Freude bewegt. Er macht Sprünge, leicht und mit Zuversicht, erfindet seine eigenen Schrittkombinationen und fühlt sich dabei frei. Wenn er sich bewegt, spürt man, dass sein Herz sowie sein Kopf ganz bei der Sache sind, er gibt sich dem Tanz vollumfänglich hin. Dabei hat er stets ein ruhiges Lächeln auf den Lippen, strahlt Zuversicht und Freude aus. Spüren Sie den Tänzer in sich.

Hinweise für den Alltag

- Legen Sie im Alltag kleine Tanzsequenzen ein, ganz spontan, mit oder ohne Musik.
- Erledigen Sie Ihre Aufgaben mit Leichtigkeit. Überlegen Sie sich jeweils: Wie kann ich in dieses Thema mehr tänzerische Anmut hineinbringen?
- Stehen Sie zu Ihren Entscheidungen im Vertrauen, dass Sie nach bestem Wissen und Gewissen entschieden haben.

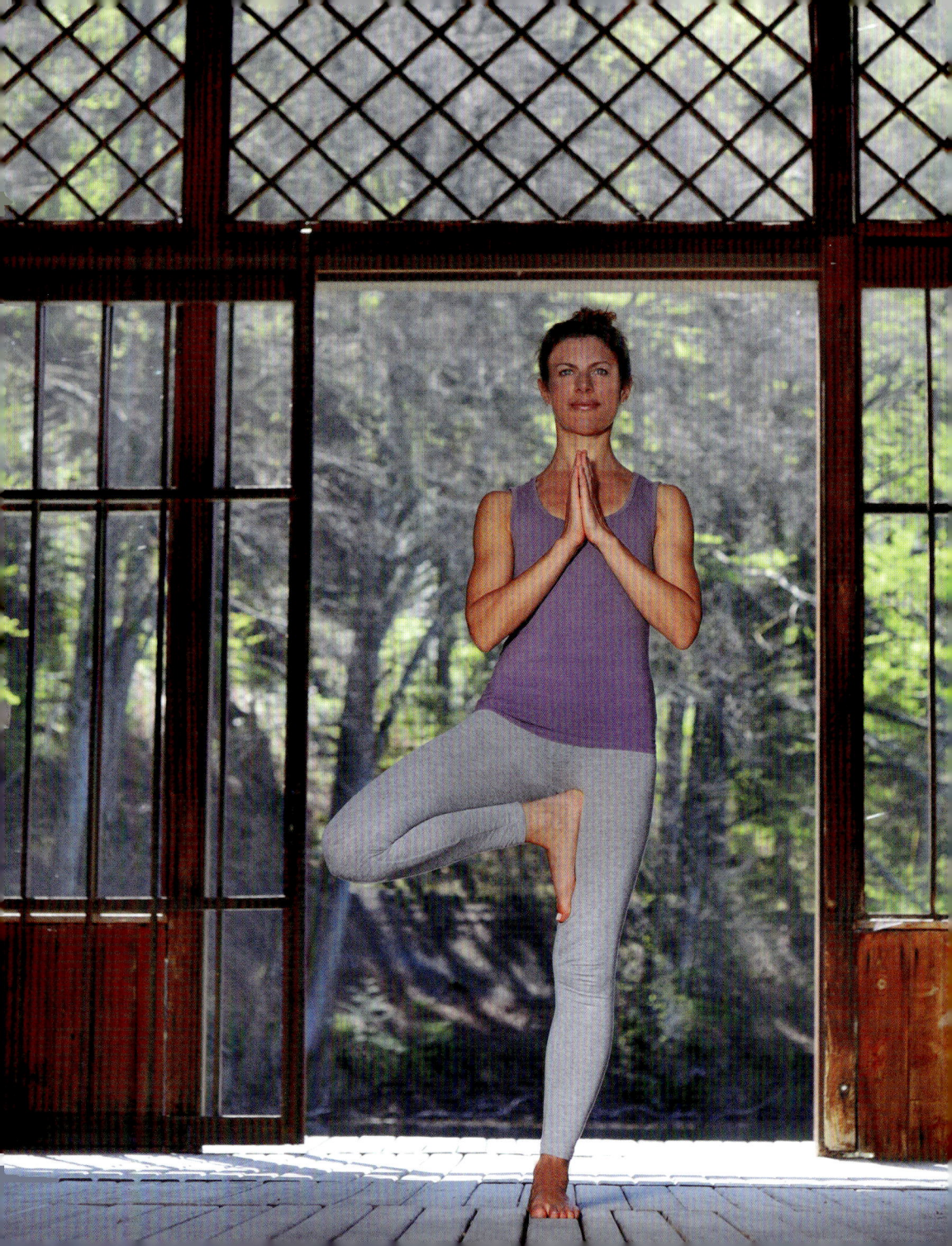

Baum – Vrikshasana

Sich zentrieren – die Wurzeln spüren – still stehen

Praxis

Aufrechter Stand. Das Gewicht auf den linken Fuß verlagern und die rechte Fußsohle an die Innenseite des linken Unter- oder Oberschenkels legen. Die Hände in der Gebetshaltung (Anjali Mudra) vor die Brust nehmen. Die Arme bequem an den Körper legen. Der Rücken bleibt aufgerichtet, die Schultern entspannt. Beide Daumen berühren das Brustbein.

Atmung und Dauer:

Tief und bequem einatmen und die Energie mit dem Ausatmen bis in die Beine strömen lassen. Oder sich vorstellen, über den Fuß einzuatmen und mit dem Ausatmen die Energie im ganzen Körper zu verteilen.

5 bis 10 Atemzüge im Baum bleiben. Dann die andere Seite gleich lang üben.

Nachspüren:

Im aufrechten Stand.

Varianten:

Einfacher: Im aufrechten Stand die Hände vor die Brust bringen.

Den Baum wachsen lassen: Arme in V-Position zur Decke strecken, wie die Krone eines Baumes.

Botschaft

Diese Asana fördert die geistige und emotionale Festigkeit, die wir in den Qualitäten des Baumes – die denjenigen des Berges ähnlich sind – wiedererkennen. Der Baum ist ganz fest an einer bestimmten Stelle verwurzelt. Er denkt nie darüber nach wegzulaufen, so fest ist er mit dem Boden verbunden. Der Baum steht immer aufrecht und strahlt innere sowie äußere Stärke, verbunden mit tiefer Ruhe, aus. Er ist in jedem Moment vollkommen im Gleichgewicht und ganz bei sich selbst.

Seine Wurzeln geben ihm ein festes Fundament. Über sie ist er dauerhaft mit der Erde vereinigt, die ihm Nahrung und Halt spendet. Über seinen Stamm und seine Äste ist er gleichzeitig mit der Luft und dem Himmel verbunden. So ist er mit unten und oben gleichermaßen in Kontakt. Jedes Jahr produziert der Baum aufs Neue Blätter, Blüten und Früchte. Immer wieder erlebt er so die vollkommene Fülle, die auch in unser Leben immer wieder eintritt. Darauf folgt das Verlieren der Blätter und der Kreislauf schließt sich. Genauso erkennen wir in dieser Stellung, dass unsere Zufriedenheit nicht von materiellen Dingen abhängig ist.

Wenn wir daran denken, wie Bäume dem Wetter ausgesetzt sind, erkennen wir, wie die Festigkeit des Baumes gleichzeitig mit einer ausgeprägten Flexibilität einhergeht. Der Baum gibt sich dem Wetter und den Jahreszeiten hin und passt sich an. Mit den stetigen Veränderungen geht er gelassen um. Er nimmt die Umstände – das Wetter – an, ohne sich dagegen aufzulehnen. Er ist sich bewusst, dass stetiger Zerfall und Wachstum Hand in Hand gehen. Der Baum ist somit ein Symbol für die Lebenskraft, die wir auch in uns wahrnehmen können.

GERTRUD HIRSCHI MEINT DAZU:

„Der Baum als Symbol wird in der Yoga-Literatur oftmals umgekehrt dargestellt – die Krone unten und der Wurzelstock oben. Das weist laut den Yogis darauf hin, dass die Wurzeln allen Übels, wie auch des Guten, im Denken zu suchen sind. Die Gedanken schmieden unser Schicksal und unser Leben im Alltag. Im Baum geht es auch darum, die Balance zu suchen, zu finden, zu halten und auch dies beginnt im Kopf: im Gleichgewicht von introvertiert und extrovertiert und von aktiv und passiv sein. Kurz, in allem das richtige Maß anstreben und jedes Zuviel und Zuwenig ausgleichen, um in Harmonie und Frieden leben zu können."

Affirmationen

■ Ich bin in meiner Mitte.

■ Ich stehe zu mir.

■ Ich bin mit der Erde und dem Himmel verbunden.

Meditation

Stellen Sie sich selbst als Baum vor. Spüren Sie Ihre Wurzeln, Ihre Verbindung mit der Erde. Spüren Sie gleichzeitig Ihre Verbindung mit dem Himmel. Nehmen Sie Ihre innere Stabilität und Ruhe wahr und spüren Sie, wie vollständig zentriert Sie sind. Freuen Sie sich darüber, ein Baum zu sein.

Hinweise für den Alltag

■ Halten Sie immer wieder mal bewusst inne und spüren Sie den Boden unter Ihren Füßen. Oder berühren Sie den Boden bewusst mit den Händen.

■ Verbinden Sie sich immer wieder bewusst mit der Atmung, um so Ihre Mitte besser zu spüren.

■ Geben Sie sich den Veränderungen hin, die Ihr Leben mit sich bringt. Vertrauen Sie darauf, dass die irdischen und die himmlischen Kräfte Sie immer unterstützen.

Übungsfolgen

Im Folgenden lernen Sie diverse sinnvolle Kombinationen von Asanas kennen. Wählen Sie je nach dem, was Sie bewirken möchten, die entsprechende Übungsfolge aus.

Zum Energie Tanken: Diese Übungsfolge hilft Ihnen, neue Energie zu tanken, um anschließend Ihre Aufgaben erfrischt und munter anzugehen.

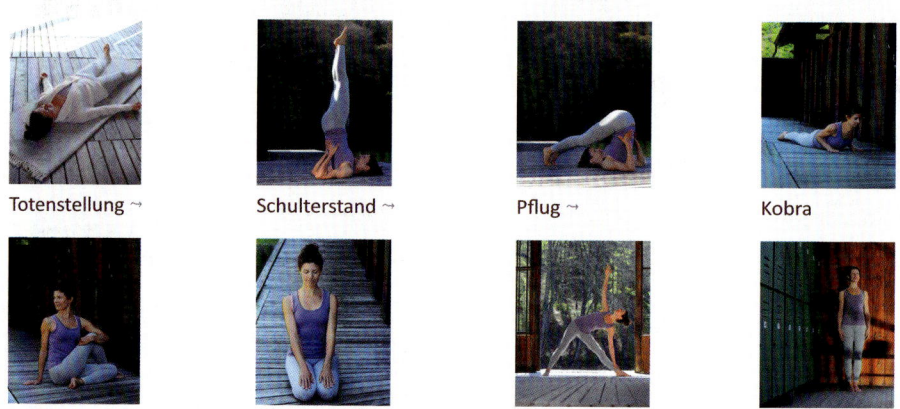

Totenstellung ↝   Schulterstand ↝   Pflug ↝   Kobra   ↵

↳ Drehsitz ↝   Diamantsitz ↝   Dreieck ↝   Berg

Zum Kraft aufbauen: Diese Übungsfolge stärkt den Körper auf effiziente Weise und natürlich auch den Geist.

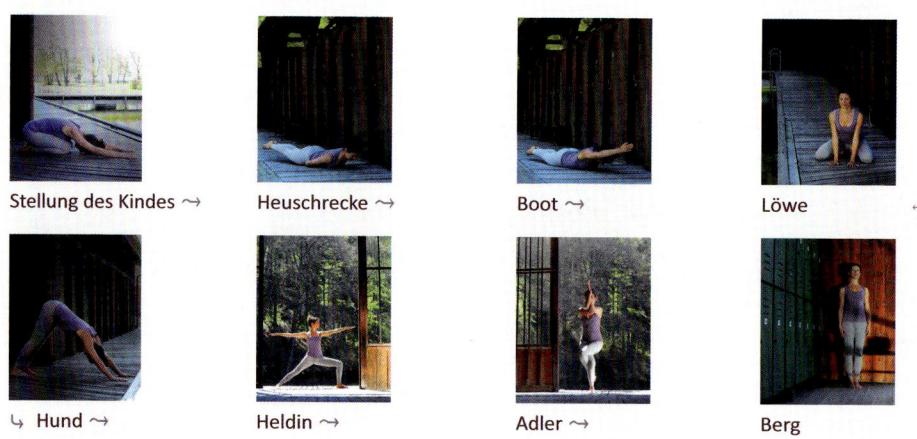

Stellung des Kindes ↝   Heuschrecke ↝   Boot ↝   Löwe   ↵

↳ Hund ↝   Heldin ↝   Adler ↝   Berg

Für das emotionale Gleichgewicht: Diese Übungsfolge verhilft Ihnen zu innerer Ruhe und Ausgeglichenheit.

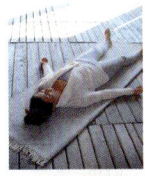 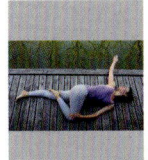 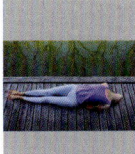 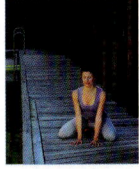

Totenstellung ↝ Krokodil ↝ Fisch ↝ Löwe ↵

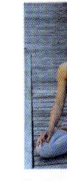 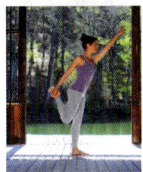 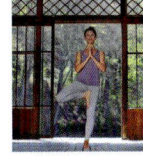 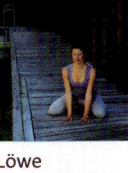

↳ Kamel ↝ Tänzer ↝ Baum ↝ Lotus

Für den Rücken: Diese Übungsfolge lässt Sie aus eigener Kraft Ihren Rücken stärken und dabei Verspannungen lösen.

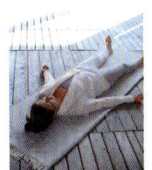 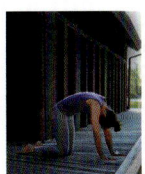 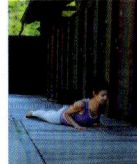 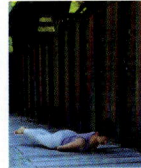 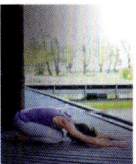

Totenstellung ↝ Krokodil ↝ Katze ↝ Kobra ↝ Heuschrecke ↝ Stellung des Kindes

Zur Entspannung: Diese Übungsfolge ist wunderbar, wenn Sie zur Ruhe kommen und Körper und Geist entspannen möchten.

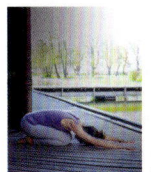 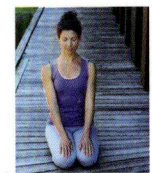 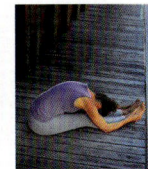 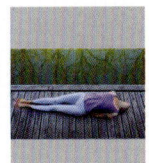 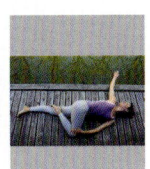 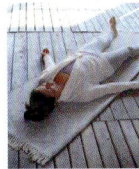

Stellung des Kindes ↝ Diamantsitz ↝ Vorwärtsbeuge ↝ Fisch ↝ Krokodil ↝ Totenstellung

Lange ganzheitliche Übungsfolge: Wenn Ihnen etwas mehr Zeit zur Verfügung steht und Sie sich voll und ganz auf die umfassenden Wirkungen diverser Asanas einlassen möchten, können Sie gerne in der Reihenfolge des Inhaltsverzeichnisses üben. Dies ist eine sinnvolle Übungsfolge. Die Stellung des Kindes können Sie jederzeit als Pause zwischen zwei Asanas einschieben. Auch die Totenstellung eignet sich als Pause – zwischen den Übungen, die Sie in der Rückenlage ausführen. Und natürlich dürfen Sie sich eine ausgiebige Schlussentspannung in dieser Stellung gönnen.

Mini-Übungsfolgen: Üben Sie diese Dreierkombinationen wenn Ihnen nur wenig Zeit zur Verfügung steht und Sie Körper und Geist dennoch auf sinnvolle Weise stärken möchten.

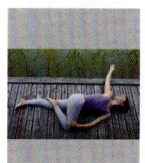

Krokodil ⤳

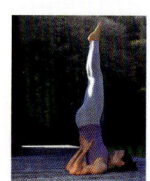

Schulterstand ⤳

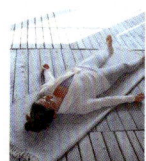

Totenstellung

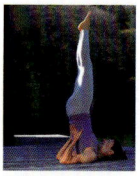

Schulterstand ⤳

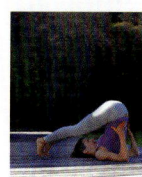

Pflug ⤳

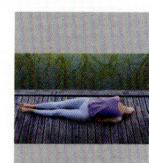

Fisch

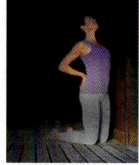

Kamel ⤳

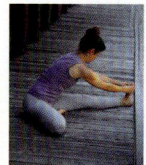

großes Siegel ⤳

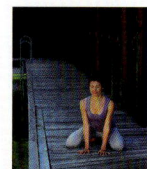

Löwe

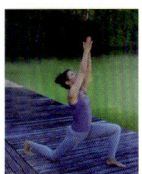

Halbmond ↝

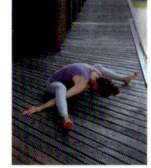

Schildkröte ↝

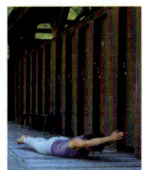

Boot

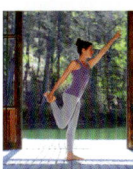

Boot ↝

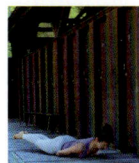

Heuschrecke ↝

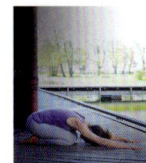

Stellung des Kindes

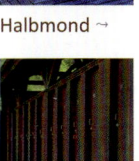

Tänzer ↝

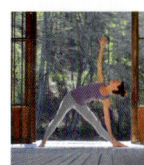

Dreieck ↝

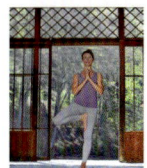

Baum

Noch kürzer …: Wenn Sie noch kürzer üben möchten wählen Sie einfach diejenige Übung aus, die Sie zu einem bestimmten Zeitpunkt am meisten anspricht und prakti zieren Sie diese, wo auch immer Sie sind. Denken Sie daran, dass Sie sogar nur mental üben können. Auch auf diese Weise werden die Wirkungen nicht ausbleiben.

Yoga Nidra inklusive: Als Yoga Nidra-Liebhaberin empfehle ich Ihnen natürlich, so oft möglich Ihre Asanapraxis mit Yoga Nidra zu kombinieren. Praktizieren Sie zuerst Yoga Nidra und dann die Asanas wenn Sie sehr müde sind. Üben Sie zuerst die Asanas, wenn Sie mit der tiefen Entspannung abschließen möchten. So oder so werden Sie von Yoga Nidra – der Perle der Tiefenentspannung – profitieren.

Ein Wort zum Schluss

Immer wieder werden wir im Leben mit Herausforderungen konfrontiert – größeren oder kleineren. Wenn wir uns mit unserem ganzen Wesen diesen Herausforderungen stellen, merken wir, wie wir daran wachsen, wie eine Pflanze, die sich nach einem Regenguss wieder mehr nach oben streckt. Mit jeder Aufgabe, die uns gestellt wurde und die wir angenommen haben, wächst unsere Zufriedenheit und Lebensfreude. Wenn wir uns immer wieder auf allen Ebenen – körperlich, geistig und emotional – stärken, werden wir mit mehr Leichtigkeit an die Aufgaben herangehen, wir fühlen uns ihnen nicht ausgeliefert. Genau dazu lädt Sie – liebe Leserin, lieber Leser – dieses Buch ein. Ich wünsche Ihnen auf Ihrem Weg von Herzen alles Gute, viel Zuversicht, Mut und dass Ihr Vertrauen in etwas, das viel größer ist als wir, selbst stetig wachsen möge!

Über die Autorin

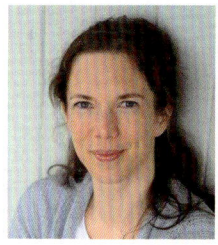

Barbara Kündig gibt seit vielen Jahren weltweit Kurse, Workshops, Einzelberatungen und leitet Ausbildungen zu Yoga, Entspannung, Yoga Nidra und Intuition. Sie hat Psychologie sowie Staatswissenschaften studiert, ist Yogalehrerin und Mutter von zwei Kindern.

Kontaktieren Sie Barbara Kündig unter:
info@barbara-kuendig.ch
www.yoga-nidra.ch

Weitere Bücher, CDs und Kartensets von Barbara Kündig im Windpferd Verlag

- *Yoga Nidra – Die Perle der Tiefenentspannung* (Buch und CD); 2010. ISBN 978-3-89385-637-4

- *Yoga-Inspiration* (Kartenset); 2011. ISBN 978-3-89385-665-7

- *Tiefenentspannung nach Yoga Nidra* (CD); 2012. ISBN 978-3-86410-001-7

- *Intuitiv richtig – Wir wissen mehr als wir denken,* Co-Autorin: Marta Sinclair (Buch und CD); 2012. ISBN 978-3-86410-022-2

- *Chakra Yoga Nidra – Tiefenentspannung für Körper, Geist und Chakren* (Buch und CD); 2014. ISBN 978-3-86410-081-9

- *Yoga Nidra für Kinder*, Co-Autorin: Barbara Schluep (Buch und CD); 2015. ISBN 978-3-86410-098-7

Buch von Gertrud Hirschi und Barbara Kündig

- *RückenYoga* (Buch und DVD). Trias Verlag, 2014. ISBN 978-3-83046-911-7

Weiterführende Literatur

- Swami Satyananda Saraswati. *Asana Pranayama Mudra Bandha* (deutsch). Ananda Verlag, 2001. ISBN 978-3-928831-37-6

- Swami Satyananda Saraswati. *Yoga Nidra* (deutsch). Ananda Verlag, 2009. ISBN 978-3-928831-25-3

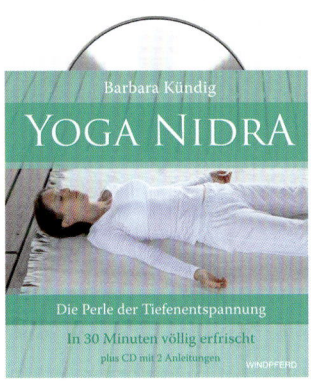

Barbara Kündig
Yoga Nidra
ISBN 978-3-89385-637-4

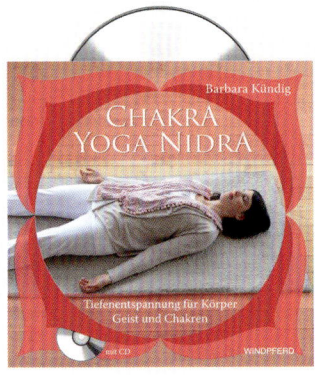

Barbara Kündig
Chakra Yoga Nidra
ISBN 978-3-86410-081-9

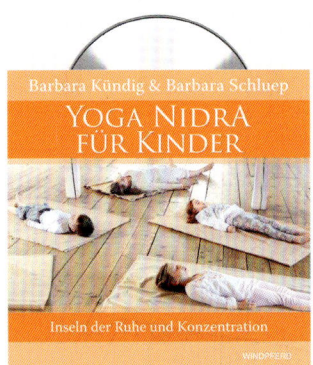

Barbara Kündig & Barbara Schluep
Yoga Nidra für Kinder
ISBN 978-3-86410-098-7

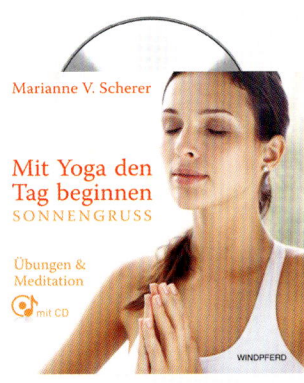

Marianne V. Scherer
Mit Yoga den Tag beginnen – Sonnengruß
ISBN 978-3-86410-003-1

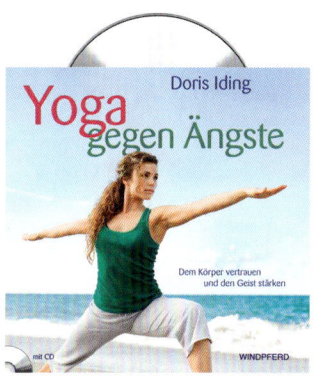

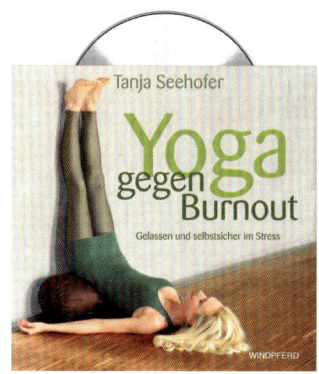

Doris Iding
Yoga gegen Ängste
ISBN 978-3-86410-079-6

Tanja Seehofer
Yoga gegen Burnout
ISBN 978-3-86410-097-0

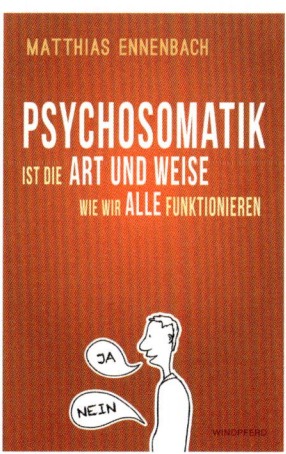

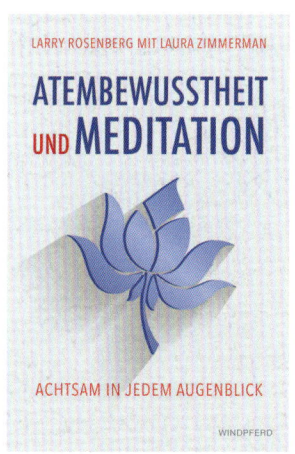

Matthias Ennenbach
**Psychosomatik ist die Art und
Weise wie wir alle funktionieren**
ISBN 978-3-86410-099-4

Larry Rosenberg mit Laura Zimmerman
Atembewusstheit und Meditation
ISBN 978-3-86410-100-7